常见过敏性疾病防治216问

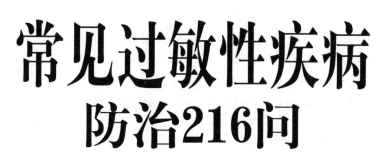

* 张静虹　陈　宏/主编 *

U0308786

中国中医药出版社

·北　京·

图书在版编目（CIP）数据

常见过敏性疾病防治 216 问 / 张静虹，陈宏主编 . —北京：中国中医药出版社，2019.6（2024.9 重印）

ISBN 978 – 7 – 5132 – 5440 – 3

Ⅰ . ①常… Ⅱ . ①张… ②陈… Ⅲ . ①变态反应病 – 防治 – 问题解答 Ⅳ . ① R593.1–44

中国版本图书馆 CIP 数据核字（2018）第 301472 号

中国中医药出版社出版

北京经济技术开发区科创十三街 31 号院二区 8 号楼

邮政编码 100176

传真 010–64405721

河北品睿印刷有限公司印刷

各地新华书店经销

开本 880×1230 1/32 印张 5.5 字数 133 千字

2019 年 6 月第 1 版 2024 年 9 月第 5 次印刷

书号 ISBN 978 – 7 – 5132 – 5440 – 3

定价 29.80 元

网址 www.cptcm.com

服 务 热 线 010–64405510
购 书 热 线 010–89535836
维 权 打 假 010–64405753

微信服务号 zgzyycbs
微商城网址 https://kdt.im/LIdUGr
官 方 微 博 http://e.weibo.com/cptcm
天猫旗舰店网址 https://zgzyycbs.tmall.com

如有印装质量问题请与本社出版部联系（010–64405510）

《常见过敏性疾病防治216问》编委会

主　编　　张静虹　　陈　宏

副主编　　王洪波　　夏晓青　　杨国华　　刘瑞玲
　　　　　　汤　蕊

编　委　　（以姓氏笔画为序）

丁晓琴	马　东	马洪卫	王　娟
王德华	王燕玲	石　军	冯　群
朱雪珍	刘　青	关　林	芦垣锦
李　娜	李虎宁	李海凤	杨　梅
杨　瑞	杨学虎	吴贞贞	吴继英
邱立晨	张志红	宝　瑞	段绍云
侯凤玲	耿　青	高月玲	郭　静
龚旭凯	寇　博	彭少虎	焦晓辉
舒　峰	靳建宁		

内容提要

　　随着社会工业化进程的不断推进，全球过敏性疾病的发病率不断升高，其中全球过敏性鼻炎患者近亿人，过敏性哮喘患者就有 3 亿人，每年大约有 25 万人死于哮喘，而且这个数据在逐年攀升，从 2005 年到 2011 年，我国成人过敏性鼻炎患病率从 11.1% 上升至 17.7%。由于人们对过敏性疾病的认识程度相对滞后，加上免疫治疗的过程比较漫长，使得许多患者认为患上过敏性疾病就没法治了。从而导致患者治而不得其法，治而不得其门，这不仅严重影响了患者的生活质量，而且给社会造成了沉重的经济负担。本书采用问答形式，通俗易懂，深入浅出，帮助患者走近过敏性疾病，了解过敏性疾病，将该病的预防关口前移，规范治疗，降低发病率，提高患者的生活质量。

序

  过敏性疾病又称变态反应性疾病，是指由接触致敏物质引起过敏反应或变态反应的疾病。过敏性疾病从新生儿到老年人的各个年龄阶段都可能发生，且往往具有明显的遗传倾向。常见的过敏性疾病有皮肤过敏反应、呼吸道过敏反应、消化道过敏反应及过敏性休克等。近年来，过敏性疾病的发病率在全球呈上升趋势，过敏性疾病患病人数超过世界总人口的 1/4。世界卫生组织已经把过敏性疾病列入 21 世纪重点防治的三大疾病之一。经过多年研究，人们逐步了解了过敏性疾病的病因、发病机制、自然发病过程，并不断寻求预防和治疗过敏性疾病的有效策略。过敏性疾病产生的直接和间接费用，对患者及其家庭，对卫生系统和全社会有着严重的影响。

  虽然过敏性疾病的发病率在逐年增高，形式严峻，但过敏性疾病是可防可控的。我们必须承认过敏性疾病的治疗是一个长期的过程，应积极提倡"早发现、早诊断、早防治、越早越好"的新理念，注重个体化"规范防治，长期管理"的原则，在医患双方的长期密切配合下，使过敏性疾病得到规范化的治疗，提高患者生活质量并进一步减轻其经济负担。

  鉴于此，中国中西医结合学会委员，中华医学会变态反应学分会委员张静虹教授组织多位医学专家编写了《常见过敏性疾病防治 216 问》这一健康知识读本。该书以一问一答的形式，传授过敏性疾病防治知识，倡导早发现、早诊断、早防治的生活方式。作为长期从事过敏性疾病防治一线工作的医务人员，我衷心希望有更多的变态反应学专家参与到过敏性疾病等健康知识的宣传普及事业中来，故乐之为序。

陈宏
2018 年 8 月

目 录

第一篇　过敏知识全知道

第二篇　过敏性鼻炎

第三篇　支气管哮喘

第四篇　皮肤过敏

第五篇　儿童过敏

第六篇　食物过敏

第七篇　过敏性疾病的护理

第一篇

／

过敏知识全知道

1. 什么是过敏

对某些物质（如细菌、花粉、食物或药物）、境遇（如精神、情绪激动或曝露阳光）或物理状况（如受冷）所产生的超常的或病理的反应，当人体抵抗抗原侵入功能过强时，在过敏原的刺激下就会发生过敏反应。

2. 过敏分几类

医学上把过敏（变应性）分为 4 种不同的种类。其中最常见的是 I 型和Ⅳ型。I 型也被称为"特应性"或者"速发型变应性"。例如，人体在被昆虫蜇伤后几秒钟就会做出反应，动物毛发过敏和花粉过敏在几分钟内就有反应，食物过敏的时间则在 30 分钟以内。与此相反，Ⅳ型的过敏反应则要慢得多，症状要在一天或者几天之后才会出现。例如装饰物过敏和许多类型的职业过敏等。因此，人们把其称为"迟发型变应性"。

3. 为什么会发生过敏

过敏是一种机体的变态反应，当过敏原接触到过敏体质的人群才会发生过敏。一般来讲，当"过敏原"第一次进入机体时，肥大细胞或者是嗜碱性粒细胞结合，产生白三烯，前列腺素等的过敏因子，但并不会立即产生过敏，此特性有些将维持 2 ~ 3 天，有的数月。当机体第二次接受这种"过敏原"时，肥大细胞才会变形，产生过敏因子，也就产生了一系列的过敏现象。

4. 什么是过敏原

过敏原是指能够使人发生过敏的抗原。它们共同的特点是：接触过敏原一定时间后，机体致敏。致敏期的时间可长可短，这段时间内没有临床症状，当再次接触过敏原后，方可发生过敏反应。所以说，往往第一次接触到的物质不会过敏，反复地接触后，可出现过敏性症状。反复接触后，症状一般会逐渐加重。

5. 常见的过敏原有哪些

常见过敏原分为吸入性和摄入性两大类，其中吸入性过敏原常见有花粉、真菌（最常见的真菌种类是单孢枝霉菌属、交链孢霉菌属、青霉菌属、曲霉菌属和酵母菌属）、螨虫、动物皮屑（家养宠物如狗、猫，家畜如牛、马和羊等，羽毛，昆虫如蟑螂、蚊、蝇、蛾等的皮屑、分泌物、排泄物等）、室内尘土、其他如柳絮、油漆、油烟、汽车尾气、煤气、香烟等。摄入性过敏原包括牛奶、蛋类、鱼虾、肉类、海鲜、动物脂肪、异体蛋白、酒精、毒品、抗生素、消炎药、香油、葱、姜、大蒜、蔬菜，水果等。还有注射式过敏原，如抗生素、异种血清等。接触式过敏原如冷、热空气、紫外线、辐射、化妆品、洗发水、洗洁精、染发剂、肥皂、化纤用品、塑料、金属饰品、细菌、霉菌、病毒、寄生虫等。自身组织抗原，包括精神紧张、工作压力、微生物感染、电离辐射、烧伤等生物、理化因素等，使结构和组织发生改变的自身组织抗原。由于外伤或感染而释放的自身隐蔽性抗原，也可成为过敏原。

6. 什么是螨虫

螨虫是一种肉眼不易看见的微型害虫，种类繁多，一般分为尘螨、粉螨、甜食螨、革螨、恙螨等类，其中尘螨即存在于灰尘中的螨虫，分布广，影响大。尘螨个儿小，肉眼看不见（长约 0.33mm），有 8 条腿，喜欢温暖潮湿的环境，调查表明，成人约有 97% 感染螨虫，其中以尘螨为主。尘螨的尸体、分泌物和排泄物都是可致病的过敏原，它们在地毯、沙发、毛绒玩具、被褥、坐垫、床垫和枕芯等处滋生，以人的汗液、分泌物、脱落的皮屑为生，繁殖速度极快。部分螨虫寄生在人面部的皮脂腺中，以角质组织和淋巴液为食，并以螯肢和前跗爪挖掘，逐渐形成一条与皮肤平行的蜿蜒隧道。由于螨虫挖掘隧道时的机械性刺激及生活中产生的排泄物、分泌物的作用，易引起过敏反应导致皮肤瘙痒，由于剧痒、搔抓，可引起继发性感染，发生脓疱、毛囊炎或疖肿等皮肤疾病。

7. 如何防尘螨

对尘螨过敏者，房间应通风干燥，将湿度降低到 45% 以下是消灭尘螨最有效的方法之一。被褥勤晒、拍打（过敏者拍打时需戴口罩），衣物被褥等每周用大于 55℃ 热水洗一次可杀螨并去掉大多数螨过敏原。烘干机干燥则要温度大于 55℃ 并持续 10 分钟以上。亦可在 -20 ~ -17℃ 下冷冻至少 24 小时，冷冻后要清洗以去除死螨和相关过敏原。枕头不使用羽毛、绒毛或木棉等作为枕芯，每年至少更换一次枕头；最好不玩毛绒玩具，因柔软的毛绒玩具容易吸附尘埃，成为尘螨的滋生地。也可将毛绒玩具装袋放进冰箱冷冻，然后清洗干净。不铺地毯，不用厚重的布艺窗帘及布艺沙发。不存放旧报纸及杂志，书柜应当保持关闭。居室布置尽量简单、整齐，少积尘。房间定期清扫，最好用湿布擦拭尘埃或使用附有过滤网的真空吸尘器；空调的过滤网应经常清洗或更换，做好个人卫生，不养宠物。

8. 晒被子、通风可以防尘螨吗

晒被子、通风可以最大化地防尘螨。

（1）晒被子：改掉拍打习惯。被子经拍打后，灰尘及螨虫的排泄物会飞扬起来，更容易引起过敏反应。其实，晒完被子后，可以用便携式吸尘器清理被褥表面的尘土，或用软毛的刷子刷一遍被子表面，去掉浮尘就可以了。选择最佳时间。被子并不是晒得越久越好，也不是晒的次数越多越好，因为晒被子时间越长、次数越多，棉被的纤维会缩短并易脱落，对过敏性鼻炎患者来说，在夜间睡觉过程中容易引起过敏症状。

（2）保持室内通风：螨虫喜欢潮湿、高温、有棉麻织物和有灰土的环境，被褥是螨虫生存的主要地方。特别是在冬季，由于天气寒冷，很多人都需要把屋子里门窗关得死死的以保持室内温度，这样床铺、被褥以及坐垫等棉麻织物上的尘螨就会越积越多，加大了过敏性鼻炎发病的可能。因此及时开窗通风能减低螨虫的含量，从而减少过敏性疾病的发生。

9. 常见引起过敏的花粉有哪些

常见花粉包括树木花粉和杂草花粉。春季树木的花主要是在3～5月开放，如4月的法国梧桐花、5月的桦树花及榛树花等。这些花细小，不显眼，但花粉量很大，是风媒花。在干燥、暖和、阳光充足的天气可出现高浓度的花粉，当有一定风速时，花粉可飘散到空中，随风飘散数十千米。杂草花粉主要集中在 7 ～ 9 月，常见的有蒿草、豚草、葎草等。所以，即使你没有去花园或花店赏花，你也可能不知不觉地因花粉过敏。

10. 如何预防花粉过敏

对花粉过敏者，在花粉高峰期不要到树木花草多的公园或野外去，尽量减少外出，多在室内活动。关好门窗，尤其遇干热或刮风天气时，开窗通风可选在清晨或雨后，或开窗时挂湿窗帘。加强个人防护，出门时戴口罩，如能暂时避居他处更好。特别是在雷雨天气，雷暴可将花粉粒打碎，变成更小颗粒，增加花粉过敏的概率，建议特别是在雷暴天气前后不要外出，在室内要关闭门窗，减少过敏的症状。因花粉飘散的时间每年比较固定，因此花粉症患者可以提前 10 天左右开始鼻喷布地奈德或氟替卡松鼻喷雾剂，或发作时口服西替利嗪、氯雷他定等抗组胺药。

11. 如何预防霉菌过敏

霉菌广泛存在于自然界中，其孢子和菌丝飘浮在空气当中可使人过敏。对霉菌过敏者，不能吃的和闻的含霉菌的食物有：奶酪，菌菇类（蘑菇、木耳等），腌制的食物（咸菜等），由酵母菌或酵母粉发制的食物（如面包、灌装果汁、馒头等）。室内不要养花草、宠物，不要摆放地毯，宝宝不要玩毛绒玩具，床上用品、枕头定期清洁，保持干燥，尽量在夏末和初秋的季节关上门窗（因为此时是室外霉菌生长最多的季节），在室内可以用带空气过滤器的空调调节温度和湿度。尽量在这种季节减少室外活动，必要时要戴上口罩。霉菌易在屋内潮湿的环境中生长，常见于衣柜，储藏室，下层的抽屉、地毯、垃圾桶、浴室、水池、冰箱的死角，可以用含氯的漂白剂定期清洁浴室、橱柜等地方，要保持室内干燥，可使用除湿器控制屋内的湿度。不要轻易应用抗生素和某些中药（如茯苓、麦角等），过敏体质的宝宝不要吃生的（即使未查出有过敏的食物，如蛋糕上的鲜奶油、生的海鲜等），建议吃煮或煎熟食物。

12. 对猫毛、狗毛过敏怎么办

猫和狗是最常见的引起过敏的动物，其过敏原来自于它们的唾液和脱落的皮屑、毛发等。对宠物过敏者，应绝对避免饲养。高敏患者要避免进入可能有宠物的地方，避免使用或乘坐饲养宠物人的汽车，避免让宠物舔舐，确要饲养时不要让宠物进入卧室，且勤给宠物洗澡，及时清理宠物的排泄物。

13. 什么是过敏体质

一般是将容易发生过敏反应和过敏性疾病而又找不到发病原因的人，称之为"过敏体质"。具有"过敏体质"的人可发生各种不同的过敏反应及过敏性疾病，如有的患湿疹、荨麻疹，有的患过敏性哮喘，有的则对某些药物特别敏感，可发生药物性皮炎，甚至剥脱性皮炎。但是偶尔对某种已知因素发生高反应性，不能称作"过敏体质"。

14. "过敏体质"的人具有哪些特征

（1）正常人血清中免疫球蛋白 E（IgE）含量极微，而某些"过敏体质"者血清 IgE 比正常人高 1 ～ 10 倍。

（2）正常人辅助性 T 细胞 1（Th1）和辅助性 T 细胞 2（Th2）两类细胞有一定比例，两者协调。某些"过敏体质"者往往 Th2 细胞占优势。

（3）正常人体胃肠道具有多种消化酶，而某些"过敏体质"者缺乏消化酶，使蛋白质未充分分解即吸收入血，使异种蛋白进入体内引起胃肠道过敏反应。此类患者常同时缺乏分布于肠黏膜表面的保护性抗体——分泌型免疫球蛋白 A（sIgA），易诱发胃肠道过敏反应。

（4）正常人体因含一定量的组织胺酶，即使对某些物质有过敏反应，症状也不明显，但某些"过敏体质"者却缺乏组织胺酶，对引发过敏反应的组织胺不能破坏，而表现为明显的过敏症状。

15. 常见过敏性疾病有哪些

过敏性疾病从新生儿到老年人的各个年龄阶段都可能发生，往往具有明显的遗传倾向。过敏性疾病可分为过敏性鼻炎、过敏性咳嗽、过敏性哮喘、过敏性皮炎、食物过敏、过敏性休克等。

16. 什么是过敏性鼻炎

过敏性鼻炎又称变应性鼻炎，是由具有过敏体质的患者吸入外界过敏性抗原而引起的，发生部位以鼻黏膜为主，以突然鼻痒、打喷嚏、流清涕、鼻塞等为主要症状，且反复发作，以体内 IgE 抗体介导为主的 I 型变态反应性炎性疾病。根据症状持续的时间分为间歇性、持续性，根据是否影响生活质量分为轻度、中度、重度。

17. 过敏性鼻炎是全身疾病吗

过敏性鼻炎不仅仅是局部疾病，而应被看作是全身过敏反应在鼻部的表现。如果不及时治疗，往往会引发多种疾病，如慢性鼻窦炎、过敏性结膜炎、中耳炎、支气管哮喘、上气道咳嗽综合征等，严重影响患者的身心健康和生活质量。

18. 什么是变应性咳嗽

变应性咳嗽（AC）作为一种独立的疾病尚未得到公认。主要指临床上某些慢性咳嗽患者，具有一些特应性的因素，虽然抗组胺药物及糖皮质激素对其治疗有效，但不能诊断为哮喘。变应性咳嗽多为病毒感染后迁延不愈又合并细菌感染所引起，以咽痒引起阵发性刺激性干咳为主要表现。

19. 什么是过敏性哮喘

目前认为，哮喘是慢性气道炎症，是由各种诱发因素导致发作性支气管痉挛狭窄和慢性气道炎症，使气体不能正常流通。哮喘的主要症状包括发作性呼吸困难、咳嗽、喘息和胸部压迫感。发作可持续数分钟或十几分钟，严重者可达数天，一般夜间和晨起发作，不发作时如同正常人。如果反复发作，可并发肺气肿、肺心病，严重者还可导致哮喘性猝死。哮喘患者的支气管都比较敏感，称为呼吸道高反应性。

20. 什么是过敏性皮炎

过敏性皮炎（allergic dermatitis）是由于接触过敏性抗原引起的皮肤过敏反应，它主要是由 IgE 介导的 I 型变态反应。凡对特异性抗原有遗传的或体质上易感的人，在接触这种抗原时，可导致速发型或迟发型过敏性皮炎，主要是指人体接触到某些过敏原而引起皮肤红肿、发痒、风团、脱皮等皮肤病症。出现过敏性皮炎时，应尽快找出病因，做好护理，同时及早治疗。

21. 什么是花粉症

该病又称枯草热，是由于患者对植物花粉过敏所引起，主要累及眼及上呼吸道，主要致敏原是花粉。我国的主要致病花粉有蒿属花粉、向日葵、大麻、梧桐、蓖麻、苋属植物、葫属植物、杨树、榆树的花粉等。亦有少数患者是由真菌、尘螨或其他具有明显季节性的吸入物或食物引起。

22. 什么是过敏性休克

过敏性休克（anaphylactic shock）是外界某些抗原性物质进入已致敏的机体后，通过免疫机制在短时间内发生的一种强烈的多脏器累及症候群。过敏性休克的表现与程度因机体反应性、抗原进入量及途径等的不同而有很大差别。通常都突然发生且很剧烈，若不及时处理，常可危及生命。

23. 如何诊断过敏性疾病

首先详细询问病史，包括发病的时间、地点、季节、周期性、诱发原因、生活及居住环境、饮食习惯、工作环境、家族遗传史、药物过敏史、既往身体状况、月经及生育情况、正在进行的治疗及用药情况等，初步判断是否属于过敏性疾病，是何种过敏性疾病。其次是针对过敏原做相应的检查，确定患者对哪些物质过敏，这就是所谓的过敏性疾病的特异性过敏原诊断。

非特异性诊断：与其他疾病诊断类似，但注意发病的诱因、症状季节性（如花粉症有明显的季节性）、规律性（如尘螨过敏者多晚间或晨起发病），家中是否有饲养宠物，是否有对某食物或药物过敏史，家族过敏史（过敏性疾病有遗传性，双亲中一个有过敏史者，孩子患过敏性疾病的概率为40%，双亲均有过敏病史，孩子发病危险性在60%～80%）。

特异性诊断：即查找过敏原病因的诊断，是过敏性疾病的特色。包括体内诊断和体外诊断两种方法。体内诊断主要是皮肤皮内检测、皮肤点刺试验、皮肤斑贴试验。皮试前需停用抗过敏药（例如，扑尔敏，西替利嗪，开瑞坦、仙特明等）及含有抗过敏药物成分的药物3天，口服或静脉用激素者至少需停药1周以上，雷公藤停药3天。患有银屑病、严重心脑血管疾病者不应做皮试。

体外诊断：抽血检查血清特异性IgE，安全，痛苦小，准确。皮肤实验与特异性IgE检测互为补充，不能相互替代，均为变态反应疾病特异性诊断的重要手段。临床病史、皮肤实验、体外诊断只有三者一致时才能做出准确的特异性诊断，不能单凭一两项即做出过敏原的诊断。注意无论是体内还是体外都要结合临床综合考虑，与临床符合是评价检验的唯一标准。

24. 过敏原检测有必要做吗

过敏原检测对于儿童或不能脱离过敏环境的成人，非常有必要，它不但能准确应对过敏物质治疗，尤其是对于儿童，而且可以确定过敏种类，帮助脱离过敏原。

25. 得了过敏性疾病需要做哪些检查

针对过敏原做相应的检查，确定患者对哪些物质过敏，特异性过敏原诊断是变态反应学的核心所在。特异性诊断包括体内检测和体外检测，体内主要是做皮肤点刺、皮内检测和皮肤斑贴试验；而体外诊断主要是通过检测特异性 IgE 水平来定量分析。

26. 什么是皮肤点刺试验

皮肤点刺试验是将少量高度纯化的致敏原液体滴于患者前臂，再用点刺针轻轻刺入皮肤表层。如患者对该过敏原过敏，则会于十五分钟内在点刺部位出现类似蚊虫叮咬的红肿块，出现痒的反应，或者颜色上有改变。皮肤点刺试验现为欧洲国家及美国公认最方便、经济、安全、有效的过敏原诊断方法，其优点为安全性及灵敏度均高，患者无痛楚，就如被蚊叮一样，而且患者及医生都可以立刻知道检验结果。在临床上怀疑是 IgE 介导的过敏反应如过敏性鼻炎、哮喘、特应性皮炎、食物过敏，都可以进行皮肤点刺试验，在年龄上没有绝对限制。

27. 哪些情况需要做过敏原检测

（1）长期处于较封闭的二手烟环境。

（2）新房装修完成。

（3）家中有孕妇或新生儿。

（4）家中饲养了宠物。

（5）家中有哮喘、咳嗽、鼻炎、湿疹患者。

（6）家中有老人或小朋友。

28. 哪些人不能进行皮肤点刺试验

当然并不是所有过敏性疾病的患者都能做皮肤点刺试验，以下四种情况是禁忌证。

（1）患有气道或全身感染性疾病。

（2）严重过敏反应后。

（3）正在全身应用抗组胺药和糖皮质激素的患者。

（4）严重湿疹或皮肤划痕症的患者。

29. 什么是皮肤斑贴试验

斑贴试验在临床上用于检测潜在的过敏原或刺激物，多用于接触性皮炎、湿疹等，操作简单，检查较安全，不良反应极少，且试验结果准确、可靠。以上背部为最佳部位。斑贴试验的主要目的是寻找致敏原，找出致敏原因，从而对患者实施针对性治疗及预防，指导患者在今后的生活和工作中避免接触有相同或相似分子结构及功能基团的物质，避免变态反应性皮肤病的发生和恶化。

30. 哪些过敏需要做皮肤斑贴试验

（1）持续性或间断性面部、眼睑、耳部和会阴部湿疹。

（2）慢性手足湿疹。

（3）静脉曲张所致湿疹。

（4）皮肤湿疹样改变，对预期治疗的疗效不好。

（5）皮肤湿疹样改变，怀疑或有待排除接触性过敏原。

31. 进行斑贴试验需要注意的问题有哪些

（1）斑贴期间，嘱患者忌剧烈活动，勿洗澡，避免搔抓，减少出汗，并避免日光照射。

（2）在皮炎急性期最好不要进行斑贴试验。

（3）多种因素可影响斑贴试验结果的准确性和可重复性，如斑试物剂量和体积、测试部位及皮肤状况、斑试物与皮肤贴的紧密程度、观察时间、抗原浓度和斑试器等。

32. 什么是体外 IgE 检测

免疫球蛋白 IgE 是介导 Ⅰ 型变态反应的抗体，过敏患者的血清中存在着特异性 IgE，如对牛奶过敏者则有针对牛奶过敏原的 IgE，对蒿草花粉过敏者，则有针对该花粉的 IgE。但血清过敏原特异性 IgE 检测只能检测速发型变态反应即 Ⅰ 型变态反应。如①眼部：过敏性结膜炎；②鼻部：过敏性鼻炎；③气管、肺：过敏性哮喘、过敏性支气管肺曲霉病等；④消化道：过敏性胃肠炎；⑤皮肤：特应性皮炎、过敏性荨麻疹、过敏性血管性水肿、变应性速发型接触性反应等；⑥严重全身反应：过敏症。特异性 IgE 共分为 Ⅵ 级，0 级为阴性，Ⅰ 级为可疑，Ⅱ～Ⅵ 级为阳性（表 1）。

表 1　特异性 IgE 分级标准

分级	含量（KUA／L）	水平	临床意义
0	＜ 0.35	不能检出	不过敏
Ⅰ	0.35 ～	低	轻度
Ⅱ	0.7 ～	中	中度
Ⅲ	3.5 ～	高	重度
Ⅳ	17.5 ～	特高（+）	特重
Ⅴ	50.0 ～	特高（++）	特重
Ⅵ	100.0 ～	特高（+++）	特重

33. 过敏原皮肤点刺和特异性 IgE 检查结果不一致怎么办

过敏性疾病的诊断需根据患者的病史、体内诊断（常用的是皮肤点刺）、体外诊断三方面来确定。其中症状和病史是诊断的基础。在临床上会出现皮肤点刺和体外检测结果不一致的情况，这是因为：

（1）皮肤点刺检测的是肥大细胞上结合的 IgE，体外检测是血液中 IgE 的浓度。

（2）两种方法的定义或截止值不同。

（3）皮肤点刺检测有时出现红斑等阳性反应不一定是过敏原特

异性反应引起。

（4）蠕虫感染时皮肤点刺结果是阴性，而体内检测中总 IgE 和蠕虫 Ig 都会增高。因此建议在条件允许下患者两种检测均做。

34. 过敏性疾病可以根治吗

过敏性疾病可以治愈。治疗过敏性疾病需要做到四位一体。首先要正确地教育患者；其次是正确诊断，避免接触过敏原；第三要适当地用药；第四是要长远进行对因治疗，即免疫治疗。

35. 如何避免接触过敏原

做到避（B）、忌（G）、替（T）、移（E）。避就是避开可疑的致敏环境，如对杀虫剂有反应的人，尽量避免使用杀虫剂或在使用杀虫剂的环境中逗留。忌就是对可能致敏的食物或药物一律忌口，常见的如海鲜、鸡蛋等。替就是对一切在环境中出现的致敏因素应当尽量设法采用不致敏的代替品。移就是一旦发现生活工作环境中有可疑过敏原，应及早将其移开。对花粉过敏的患者，可在花粉飘散季节戴上口罩或眼镜等加以防护。病情严重者如有条件，亦可采用异地治疗，即到一个少花粉地区躲避。

36. 常用抗过敏药有哪些

（1）抗组胺药物：临床常用的主要是组胺 H1 受体拮抗药，如苯海拉明、异丙嗪、氯苯那敏等，是目前应用最广泛的非特异性异常抗变态反应药，能与组织胺竞争效应细胞上的组胺 H1 受体，使组胺不能同 H1 受体结合，从而抑制其引起过敏反应的作用。

（2）过敏反应介质组释药：能稳定肥大细胞膜，阻止组胺及其他过敏反应介质的释放，产生抗过敏效应，如色甘酸钠、酮替芬等。

（3）组胺脱敏药：如组胺 H1 受体激动剂倍他司汀、小剂量组胺稀释液、粉尘螨注射液等，对患者进行反复注射，可以提高其对组胺的耐受性。

（4）白三烯受体拮抗剂：如孟鲁斯特、扎鲁斯特等，主要用于呼吸系统过敏症。

（5）抑制抗原抗体反应药物：如肾上腺糖皮质激素、免疫抑制剂等。

（6）改善或控制变态反应症状的药物：包括平滑肌解痉药，如沙丁胺醇等；减轻过敏所致水肿的药物，如葡萄糖酸钙等。

37. 什么是特异性免疫治疗

特异性免疫治疗（脱敏治疗）是指明确了过敏原后，使患者从小剂量开始接触过敏原，之后剂量逐渐增加到维持剂量，继续使用足够的疗程，使患者机体的免疫系统产生免疫耐受，当再次接触过敏原时，过敏症状明显减轻或者不再发生。这种治疗方法是一种对因治疗，是可以阻断过敏性疾病自然进程的方法。

38. 舌下脱敏治疗是什么

舌下脱敏治疗是近年来世界卫生组织倡导的针对过敏性鼻炎及哮喘等过敏性疾病的新疗法，此疗法是让患者由低剂量开始舌下含服脱敏制剂，剂量逐渐增加，达到维持剂量后持续足够疗程，以调节机体免疫系统产生对过敏原的耐受，使患者再接触过敏原时不再产生过敏症状或过敏症状明显减轻。

39. 免疫治疗的作用有哪些

（1）减轻或消除症状。

（2）减少或免除对症治疗药物的使用，降低总治疗费用，提高长期疗效。

（3）防止疾病的进展，如变应性鼻炎发展为哮喘。

（4）防止出现新的致敏过敏原。

40. 可以做特异性免疫治疗的情况有哪些

（1）IgE 介导的变应性疾病，经体内（过敏原皮肤试验）和 / 或体外（血清特异性 IgE）检测确诊。

（2）临床症状与过敏原致敏相关，如有可能需要行过敏原激发试验证实。

（3）临床症状严重且病程较长。

（4）患者无法避免接触过敏原或过敏原回避不充分。

41. 不可以做特异性免疫治疗的情况有哪些

（1）支气管哮喘未得到有效控制，中重度持续性哮喘经药物治疗后第 1 秒用力呼气容积（FEV1）仍低于 70% 预测值。

（2）正在全身或局部使用 β 受体阻断剂。

（3）心血管疾病使用肾上腺素后发生不良反应的风险增加。

（4）严重自身免疫性疾病、免疫缺陷病。

（5）恶性肿瘤。

（6）妊娠期。

（7）患者对治疗依从性差，另外当患者有口腔炎且症状严重时也不考虑舌下给药。

42. 免疫治疗注射前的健康询问包括哪些

（1）原过敏性疾病症状在 3 天内是否处于严重发作阶段。

（2）是否使用 β－受体阻滞剂。

（3）健康状况的改变（包括怀孕、3 天前是否有明显呼吸道感染）。

（4）注射当天患者是否出现发热（＞38.5℃）。

（5）注射前半小时是否进行过剧烈运动。

（6）上一次脱敏治疗注射时是否出现不良反应。

43. 免疫治疗需要多长时间

免疫治疗一般分为常规治疗阶段和维持治疗阶段，其疗程一般为 3～5 年，症状减轻或消失后 1～2 年停药，如果复发再次治疗需要延长治疗时间，如果维持治疗 1 年无效则选择停药。

44. 需要暂停免疫治疗或终止免疫治疗的情况有哪些

（1）伴发呼吸道感染。

（2）哮喘症状加重。

（3）异位性皮炎症状加重。

（4）应用 β - 受体阻滞剂治疗。

45. 评价免疫治疗效果的指标有哪些

（1）症状评分 + 用药情况评分。

（2）激发试验。

（3）FEV1、PEF。

（4）生活质量问卷。

46. 妊娠期过敏预防的方法有哪些

（1）平衡营养：在明确怀孕时，除了孕妇不去食用某些自身对其过敏的食物外，没必要为了预防孩子过敏而避免进食容易过敏的食物（如牛奶、鸡蛋、鱼虾等）。

（2）不接触烟草、烟雾：即在怀孕期间不要主动或被动吸烟。

47. 严重过敏反应如何紧急处理

（1）体位：仰卧位，呕吐患者可以左侧卧位（如果呼吸困难可以 45° 坐位，抬高腿以改善低血压，不要站位。

（2）大腿外侧肌注 1/1000 的肾上腺素 0.01mL/kg，如果没有改善，5 分钟后重复注射 1 次。

第二篇

过敏性鼻炎

48. 如何区分过敏性鼻炎与感冒

（1）首先感冒具有较强的传染性，所以多数为群发，如在家庭、学校、工作环境下发生；过敏性鼻炎不传染，但可以遗传。

（2）过敏性鼻炎发作呈阵发性，以清晨或异味等刺激后更为明显；而感冒的打喷嚏、流鼻涕和鼻塞等鼻部症状往往是持续性的，鼻塞明显，会持续几天。

（3）过敏性鼻炎鼻子发痒难忍；感冒时，鼻痒不明显，鼻塞明显且持续。

（4）过敏性鼻炎的喷嚏频繁，喷嚏一打就是几个甚至十几个；感冒虽然也打喷嚏，但较少。

（5）过敏性鼻炎流清水样鼻涕；感冒初期会有清水鼻涕，但量不会很大，后期鼻分泌物可由清涕或黏性转为脓性，还会伴有呼吸道感染等症状。

（6）感冒通常是由病菌感染所致，全身症状较重，如发冷、发热、四肢无力、肌痛、头痛、咽痛等；而过敏性鼻炎则没有。

（7）感冒的病程较短，通常 1 ～ 2 周即可痊愈；而过敏性鼻炎则没有时间限制，病程较长，常年反复发作。

49. 过敏性鼻炎的发病机制是什么

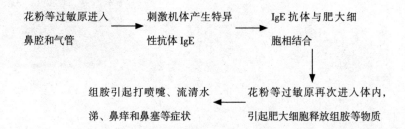

50. 过敏性鼻炎的病因有哪些

（1）遗传因素：患者家庭多有哮喘、荨麻疹、过敏性结膜炎或药物过敏史。变态反应必须具备 3 个条件：过敏原、特应性个体、过敏原与特应性个体相遇。某些对正常人无害的抗原物质，一旦作用于特应性个体，则会发病。

（2）鼻黏膜易感性：过敏性鼻炎患者的鼻黏膜中肥大细胞、嗜碱性粒细胞的数量不仅比正常人高，而且还有较强的释放化学介质能力。

（3）抗原物质：常见的抗原物质有 2000 ～ 3000 种，医学记载的有近 2 万种。引起过敏的过敏原按进入人体的方式，可分为吸入、食入、注射、接触等类型。

51. 过敏性鼻炎的主要表现有哪些

（1）鼻痒：是本病主要的先发症状，除鼻痒外，咽喉、眼、耳、气管等处也可以有发痒症状。

（2）打喷嚏：一次可以打几个，也可以打几十个。

（3）嗅觉减退：发作时嗅觉减退较显著，但若同时有鼻息肉，中鼻甲息肉样变者，嗅觉减退可为持续性。

（4）流涕：多为迅速大量涌出的清水样涕。

（5）鼻塞：由于鼻黏膜及鼻甲水肿，加上分泌物阻塞所致。

（6）头痛：偶然发生，多较轻微。

（7）鼻出血：常打喷嚏后流出少量鼻血或鼻涕带血丝。

（8）伴发症状：有时可伴有流泪现象，也可同时或先后有哮喘发作。可伴有眼部症状，包括眼痒、流泪、眼红和灼热感等。

52. 过敏性鼻炎会传染吗

传染病是由传染源携带的病原体，通过一定的传播途径进行播散的疾病。变应性鼻炎的发病没有传染源，因此不会传染。

53. 过敏性鼻炎的发病与遗传和环境有关吗

过敏性鼻炎是多基因遗传病。不是说只要父母一方有过敏性鼻炎，他们的孩子就一定会出现过敏性鼻炎，只能说孩子出现过敏性鼻炎的概率相对于普通人群要高一些。

有研究认为，如果生命早期暴露于环境微生物的概率少，日后发生过敏性鼻炎的风险会增高。先前没有出现过敏性鼻炎不能说以后就不会出现，如果接触到先前没有接触到的过敏原，一样会出现过敏性鼻炎。

54. 过敏性鼻炎会癌变吗

目前的研究没有提示过敏性鼻炎有癌变可能，但可诱发多种疾病，如过敏性眼结膜炎、慢性鼻窦炎、鼻息肉、渗出性中耳炎、腺样体肥大、哮喘等。因此，一旦诊断为变应性鼻炎还需及时治疗。

55. 如何诊断过敏性鼻炎

（1）过敏性鼻炎的病因：①吸入性过敏原，如室内、外的尘埃，动物皮毛等吸入性过敏原多数会导致常年性发作，植物花粉过敏原则常引起季节性发作；②食物性过敏原，如鱼虾、牛奶等食物，以及某些药品；③接触物品，如油漆、汽油等物品，以及细菌或其他毒素、物理因素等。

（2）诊断方法、病史及症状：常年性过敏性鼻炎的患者，其症状可随时发作，且轻重不一，或在晨起时发作，后逐渐减轻，季节性发作的过敏性鼻炎，春、秋季发病最多，表现为症状出现迅速，发病时间由数小时、数天至数周不等，但发作的间歇期正常。

（3）临床表现：①鼻痒及连续性喷嚏；②大量清水样鼻涕；③鼻塞；④嗅觉障碍。

（4）鼻腔检查：①前鼻镜检查；②鼻腔分泌物检查；③鼻内镜和鼻窦 CT 等检查。

（5）过敏原检测：怀疑过敏性鼻炎的患者应做特异性皮肤试验、鼻黏膜激发试验以及体外特异性 IgE 检测来明确过敏原。

56. 过敏性鼻炎的治疗方法有哪些

过敏性鼻炎的治疗原则主要包括环境控制、药物治疗、免疫治疗和健康教育四位一体。环境控制主要是回避过敏原；药物治疗包括一些一线药物，如鼻用糖皮质激素、口服或鼻用第二代抗组胺药、口服白三烯受体拮抗药、鼻腔冲洗等；免疫治疗作为一线治疗方法，包括皮下免疫治疗和舌下免疫治疗。

57. 过敏性鼻炎如何才能治愈

得了过敏性鼻炎的患者都很痛苦，所以大家都很想知道，过敏性鼻炎应如何治愈，以后才不会再犯了。首先我们要知道，过敏性鼻炎的治疗主要分为三种治疗方法：①脱离过敏原，对什么过敏，就远离它，不接触肯定就没有过敏反应了；②药物治疗，各种抗过敏药物的使用是过敏性鼻炎首选的治疗方法；③脱敏治疗，是让过敏自然周期大大缩短的一种治疗方法。不管是哪一种治疗方法，都是有利有弊。脱离过敏原其实是一种最简单、最有效的治疗方法，可是，哪位患者说搬家就可以搬家呢？得了这种病就要离开这个地方，实在是不现实，只能依靠尽量减少户外活动，戴口罩等预防措施尽量减少接触过敏原。药物治疗目前也只是对症治疗，并不能做到治疗一次，终生不犯的效果。脱敏治疗是一种治疗周期长，花费较多的一种治疗方法，同时，治疗时有些过敏反应严重的患者身体承受的痛苦也非常大，可以坚持下来的患者并不多；再有受到脱敏制剂的限制，很多人可能对多种物质过敏，这样做脱敏疗法，就显得更加困难了。综上我们可以得知，得了过敏性鼻炎的患者，如果想治愈，目前的技术手段下，还是很困难的。

58. 过敏性鼻炎需要抗生素类药物治疗吗

过敏性鼻炎是一种鼻黏膜的慢性非感染性炎症性疾病。不是由致病微生物（细菌、病毒、衣原体等）引起的炎症，因此不需要应用抗生素类药物治疗。

59. 过敏性鼻炎用激素治疗有副作用吗

鼻用糖皮质激素属于局部用药，其全身生物利用度低，安全性和耐受性良好。长期应用时，只要根据患者年龄选择全身生物利用度低的鼻用糖皮质激素并使用推荐剂量，就不会对人体产生较大影响。有研究显示，有些药物应用疗程 1 年，对儿童的生长发育总体上没有显著影响。

60. 过敏性鼻炎为什么选择免疫治疗

药物治疗主要是控制症状，解除患者痛苦。免疫治疗是针对变态反应性疾病的对因治疗，治疗后可以让患者再次接触到过敏原时症状明显减轻，甚至不产生临床症状。

61. 免疫治疗的优势有哪些

治疗后具有近期和远期疗效，且有可能改变疾病的自然进程，预防过敏性鼻炎发展为哮喘，还可以减少产生新的致敏因子。

62. 过敏性鼻炎为什么要规范化治疗

由于过敏性鼻炎为慢性疾病，并具有反复发作的特点，虽不能彻底治愈，但通过规范化的综合防治，可以良好控制患者的各种症状，并明显改善患者生活质量。过敏性鼻炎不是单一疾病，还可能伴发有支气管哮喘、慢性鼻 - 鼻窦炎、上呼吸道咳嗽综合征等疾病。过敏性鼻炎存在季节性和常年性、间歇性和持续性的特点，有轻度和中 - 重度之分。过敏性鼻炎的临床表现也不尽相同。以上特点都决定了对于过敏性鼻炎的治疗要在遵循统一的规范化治疗前提下，又要因人而异，在医生指导下进行个性化治疗。

63. 过敏性鼻炎患者平时需注意些什么

（1）忌食寒凉生冷食物：中医认为过敏性鼻炎是由于肺、脾、肾三脏虚所致，尤以气虚为主。

（2）忌烟酒：过敏性鼻炎患者对外界气体的敏感度明显增加，尤其是郁热熏肺患者，烟酒的刺激能够加重患者的症状。

（3）慎食鱼、虾、蟹类食物。

（4）少吃辛辣、煎炸等刺激性油腻食物。饮食宜清淡，减少摄取的脂肪量，特别是肥肉和辛辣、煎炸等刺激性油腻食物。

（5）对于过敏性鼻炎患者确定的过敏食物，应尽量避免。

64. 过敏性鼻炎与哮喘病有什么关系

过敏性鼻炎患者中伴有支气管哮喘的有38%，而在普通人群中只有2%～5%。哮喘患者同时伴有过敏性鼻炎的比率大约有78%，而在普通人群里大约只有15%左右。因此，过敏性鼻炎和哮喘之间的联系是很密切的。过敏性鼻炎的发生原因是过敏原引起的鼻腔过敏炎症反应，过敏性哮喘也是由过敏原引起的气道的炎症反应。过敏性鼻炎和过敏性哮喘实际上就是过敏反应发生在不同部位。因此，有人提出"同一个气道，同一种疾病"的概念。

由于过敏性鼻炎一般症状较轻，不会给患者带来身体的明显不适，所以早期不会引起注意，当然也不会进行有效的治疗，致使患者后期并发哮喘，但大部分人此时已错过了治疗的最佳时机。

65. 积极治疗过敏性鼻炎可以预防哮喘吗

过敏性鼻炎和哮喘均是外界刺激引起的黏膜变态反应性疾病。过敏性鼻炎不仅可以引发支气管哮喘，也常使哮喘难以控制和管理。因此当过敏性鼻炎的炎症局限于上呼吸道时就应采取有效的治疗措施以防止发展为哮喘。这些治疗措施包括特异性免疫治疗、药物治疗。此外过敏性鼻炎患者还应积极进行自我防护——一避，二洗，三锻炼。就是避免接触过敏原，冲洗鼻腔，适当锻炼身体。

66. 过敏性鼻炎的并发症有哪些

过敏性鼻炎随着病情的加重及病程的延续会出现一些并发症。

（1）鼻息肉：是过敏性鼻炎主要并发症之一，同时还有鼻甲息肉样改变、钩突肥大等。

（2）支气管哮喘：不及半数的花粉症患者和部分常年性过敏性鼻炎患者会发生支气管哮喘。

（3）中耳炎：由于肿胀或水肿的鼻黏膜与咽鼓管黏膜相连续，咽鼓管黏膜也可以发生同样病变，并出现传音性耳聋，并发中耳炎。

（4）鼻窦炎：由于肿胀或水肿的鼻黏膜阻塞了在中鼻道和上鼻道的鼻窦开口所致。

67. 过敏性鼻炎能手术治疗吗

目前过敏性鼻炎的治疗主要有两种方法，即脱敏治疗及抗过敏药物治疗。手术治疗过敏性鼻炎的病例较少。但对于手术适应证的患者能达到治愈或者长期改善过敏症状的效果。

（1）鼻中隔偏曲伴发过敏性鼻炎患者：此类患者过敏性鼻炎的症状主要因鼻中隔偏曲而导致，故而手术进行鼻中隔偏曲矫正术后，去除诱发因素，大部分患者过敏性鼻炎可治愈。

（2）下鼻甲肥大伴发过敏性鼻炎患者：过敏性鼻炎是过敏原引起的全身炎症反应在鼻腔的局部表现，而在此过程中，多数是因为过敏原接触下鼻甲黏膜而导致的，因此，下鼻甲前端黏膜起到了诱发炎症反应的"扳机"作用。如用微波等方法，破坏下鼻甲前端黏膜或切除部分下鼻甲，即可达到长期改善过敏症状的效果。

（3）常见过敏性鼻炎手术有：①缓解鼻阻症状，如下鼻甲成形术、鼻中隔矫正术。②缓解流涕、鼻痒、打喷嚏症状，如翼管神经切断术、高选择性鼻后神经切断术。

68. 过敏性鼻炎的自我按摩治疗有哪些

（1）按揉迎香穴：以两手中指或食指指腹分别按于同侧迎香穴，按揉1分钟，以酸胀为佳。

（2）上推鼻旁：以两手食指指腹分别按于同侧鼻翼旁，适当用力沿鼻两侧上推至眼部，反复操作约半分钟。

（3）按压睛明穴：用两手食指指腹分别按于同侧睛明穴，约1分钟。

（4）按压太阳穴：用两手食指指腹分别按于同侧太阳穴，约1分钟。

（5）按揉风池穴：用两手拇指分别按于同侧风池穴，其余四指附于头的两侧，按揉约1分钟。

（6）横擦大椎穴：右手手指并拢，横擦大椎穴，以局部发热为佳。

（7）点按合谷穴：以一手拇指按于对侧的合谷穴，两侧各按揉约1分钟。

（8）按揉足三里穴：用两手拇指按揉同侧足三里，约1分钟。

69. 为什么短期使用鼻用激素喷雾后效果不明显

导致药物治疗无效的原因有很多，比如患者的用药方式是否正确？是否规范化用药？是否间断性按需使用？另外，鼻喷激素使用前是否擤干净鼻涕，以便药物能直接接触到鼻黏膜，从而发挥药物的治疗作用。这些都可能影响到药物的疗效。当然，鼻喷激素在某些患者中起效较慢，可能需要 2 周以上，所以医生不仅应该问清楚患者的具体用药情况，还要对患者进行必要的教育。用药指南强烈推荐鼻喷激素是治疗过敏性鼻炎的一线药物，这是以大量循证医学证据和临床经验为基础的，所以我们不能轻易否定鼻用类固醇激素喷剂的疗效，而需要从多方面进行临床观察和评估。

70. 为什么过敏性鼻炎会反复发作

（1）鼻黏膜易感性导致：易感性的产生源于抗原物质的经常刺激，变应性鼻炎患者鼻黏膜中上述细胞数量不仅高于正常人，且有较强释放化学介质的能力。

（2）抗原物质：该过敏原物质再次进入鼻黏膜便与相应的 IgE 结合而引起变态反应。

（3）遗传因素导致：有过敏家族史者易患此病。

71. 过敏性鼻炎会引起过敏性结膜炎吗

经常会有患者就诊时说到，医生，我有过敏性鼻炎，最近眼睛也非常痒痒，是不是鼻炎引起眼睛也过敏了。这是很多患者都会有的一种想法，首先我们要知道过敏性结膜炎是什么，过敏性结膜炎是眼部接触到一些过敏原而引起的眼部疾病，包括眼部发红、发痒、流泪等症状，过敏原里包括有花粉、灰尘、螨虫等。过敏性鼻炎又是什么呢？过敏性鼻炎是鼻黏膜接触过敏原所引发的一系列过敏症状，包括鼻痒、喷嚏、流涕、鼻塞。不难看出，过敏性结膜炎和过敏性鼻炎一样，都是由接触过敏原引发的过敏反应，所以，并不是过敏性鼻炎引起了过敏性结膜炎，这两种疾病都是由接触过敏原所引起的。对于过敏来讲，如果眼痒或揉眼等症状较重，可以采取局部冷敷的方法，减轻过敏的刺激症状，也可以把治疗用的眼药水放在冰箱冷藏后使用，这样效果更好。

72. 中医可以治疗过敏性鼻炎吗

答案是肯定的。中医博大精深，很早就有古方治疗过敏性鼻炎的记载，其中玉屏风散就是治疗过敏性疾病比较有代表性的中药治疗方，还有《伤寒论》中提到的小青龙汤等。中医治疗过敏性疾病和西医治疗的理念是完全不同的，还是需要根据患者的实际情况来定，起病比较急、症状比较严重的患者还是首选西医治疗，而对于在缓解期或者是症状不是很严重的患者，在症状到来之前，提早应用中医预防用药，效果还是非常理想的。

附件 1 过敏性鼻炎初筛问卷

1. 您在没有着凉和感冒的情况下，过去曾反复出现过以下症状吗

1.1 流清鼻涕 □否 □是

1.2 打喷嚏，剧烈的和阵发性喷嚏 □否 □是

1.3 鼻塞 □否 □是

1.4 鼻痒 □否 □是

1.5 眼睛发红、发痒、流泪 □否 □是

如您的回答全部为"否"请跳到问题 3、4。

2. 您过去有过反复发作性（超过 3 次，持续时间超过 2 周）鼻痒、喷嚏、流清鼻涕的症状吗 □否 □是

如选择"否"，请直接回答问题 3、4。

3. 如果问题 1 和 2 中任一问题选择"是"，您的上述症状通常在哪些月份出现

□无季节性 □1 月 □2 月 □3 月 □4 月

□5 月 □6 月 □7 月 □8 月 □9 月

□10 月 □11 月 □12 月

4. 最近 12 个月内，您在没有着凉和感冒的情况下，是否曾反复出现以下症状

4.1 流清鼻涕 □否 □是

4.2 剧烈的阵发性喷嚏 □否 □是

4.3 鼻塞 □否 □是

4.4 鼻痒 □否 □是

4.5 眼睛发红、发痒、流泪 □否 □是

如您的回答全部为"否"，请直接跳到问题 9。

5. 最近 12 个月内，您是否有过反复发作性（超过 3 次，持续时

间超过 2 周）鼻痒、喷嚏、流清鼻涕的症状　　　　□否　□是

　　6. 最近 12 个月内，您的鼻部不适通常在哪些月份出现

　　　　□无季节性　□1 月　□2 月　□3 月　□4 月

　　　　□5 月　□6 月　□7 月　□8 月　□9 月

　　　　□10 月　□11 月　□12 月

　　7. 最近 12 个月内，您在有上述鼻不适症状的同时还伴有眼痒流泪吗　　　　□否　□是

　　8. 最近 12 个月内，上述鼻子不适如何影响你的日常生活

　　　　□毫无影响　□稍微影响　□相当影响　□严重影响

　　9. 您曾经有被医生诊断为"过敏性鼻炎"吗　　　　□否　□是

　　　　如您选择"是"，请回答首次出现过敏性鼻炎症状的年龄是__岁。

　　10. 您曾有过季节性花粉过敏吗　　　　□否　□是

附件2 鼻炎专业问卷

1.您反复发作性鼻痒、喷嚏、流清鼻涕症状的首次发病时间是何时，请写出时间及年龄

___年，首次发病年龄为___岁。

2.过去反复发作性的鼻痒、喷嚏、流清鼻涕的症状是否伴有头痛、肌肉痛、发热等"感冒"症状　　　　□否　□是　□不详

3.过去在您出现反复发作性鼻痒、喷嚏、流清鼻涕、鼻塞的症状时，是否经常伴有下列症状

3.1　只有一侧鼻部有症状　　　　□否　□是　□不详

3.2　黏稠的黄色或绿色的分泌物从鼻中流出　　　　□否　□是　□不详

3.3　鼻后滴漏（黏液流入鼻后的咽喉部）伴有黏稠痰　　　　□否　□是　□不详

3.4　面部疼痛　　　　□否　□是　□不详

3.5　反复流鼻血　　　　□否　□是　□不详

3.6　嗅觉减退　　　　□否　□是　□不详

4.您过去鼻痒、喷嚏、流清鼻涕、鼻塞症状的发作频率如何（每年、每月和每周、每天的发作情况各选1项）

□每年少于1次　□每年1～4次　□每年5～11次

□每年12次以上　□不详

□每月少于1次　□每月1～3次　□每月4～10次

□每月10次以上　□不详

□每周少于1天　□每周2～3天　□每周4～6天

□几乎每天发作　□不详

□每天少于1次　□每天2～5次　□每天6～10次

□每天多于10次　□不详

5. 这种反复发作性鼻痒、喷嚏、流清鼻涕的症状每年大约持续多长时间

　　□2周以内　□4周以内　□5～8周　□9～12周

　　□超过半年　□时间不定

6. 过去鼻炎症状最重的阶段鼻炎对您生活影响的程度如何

症状	无	轻度	中度	重度	非常严重
需张嘴呼吸，影响夜间睡眠	□	□	□	□	□
影响白天日常活动和运动	□	□	□	□	□
影响工作和学习	□	□	□	□	□

7. 最近12个月内，当您有鼻炎症状发作时，多数情况下鼻炎症状发作持续多少天

　　□2周以内　□4周以内　□5～12周　□3～6月

　　□超过半年

8. 最近12个月内，当您有鼻炎症状发作时，多数情况下鼻炎症状发作的频率是多少

　　□每周少于四天　□每周多于四天　□几乎每天都有症状

9. 最近12个月内，鼻炎症状对您生活影响的程度如何

症状	无	轻度	中度	重度	非常严重
需张嘴呼吸，影响夜间睡眠	□	□	□	□	□
影响白天日常活动和运动	□	□	□	□	□
影响工作和学习	□	□	□	□	□

10. 您的发作性喷嚏、流清鼻涕、鼻痒的症状与季节有关吗

　　□否　□是　□不详

　　如您选择"是"，请在相应方框内标示"√"。发病时间：

　　A表示上旬，B表示中旬，C表示下旬。

	1月	2月	3月	4月	5月	6月	7月	8月	9月	10月	11月	12月
A	☐	☐	☐	☐	☐	☐	☐	☐	☐	☐	☐	☐
B	☐	☐	☐	☐	☐	☐	☐	☐	☐	☐	☐	☐
C	☐	☐	☐	☐	☐	☐	☐	☐	☐	☐	☐	☐

11.您的鼻炎症状受气象和环境因素影响吗

☐否　☐是　☐不详

如您选择"是"，请选择受下列哪种气象因素影响。

11.1 遇晴天刮风的天气症状加重　　☐否　☐是　☐不详

11.2 遇雷雨天气症状加重　　　　　☐否　☐是　☐不详

11.3 遇阴雨连绵的潮湿天气加重　　☐否　☐是　☐不详

11.4 每年麦收时节症状加重　　　　☐否　☐是　☐不详

11.5 冬季寒冷季节症状加重　　　　☐否　☐是　☐不详

12.您鼻炎症状最重的时段是何时

☐早晨　☐上午　☐中午　☐下午　☐傍晚　☐深夜

13.您的反复发作性鼻炎与如下哪些因素有关

☐运动　☐冷空气、雾气　☐猫　☐狗　☐鸟及其他动物

☐春季花粉　☐夏季花粉　☐秋季花粉　☐潮湿环境

☐仓库地下室　☐烟草烟雾　☐药物　☐精神压力

☐食物　☐刺激性气味　☐清扫床褥　☐室外空气污染

☐室内燃料烟雾　☐树木野草多的环境　☐粉尘环境

☐化工环境　☐采矿　☐生物原料　☐食品加工

14.从首次出现发作性鼻痒、喷嚏、流清涕、鼻塞症状以来，您如何评价目前鼻症状严重程度的发展趋势

☐症状逐年加重　☐症状和过去比变化不大　☐症状逐渐减轻

☐目前已无症状

若您选择后两项请继续回答问题 15 和 16，选择前两项请直接跳至第 17 题。

15. 在未用药的前提下，如果您目前鼻炎症状明显减轻或已完全无症状，请写出症状减轻或已无症状的年数

症状已减轻__年/已无症状__年。

16. 如果有在未用药的前提下鼻炎症状明显减轻或完全痊愈的情况，请分别对最初发病阶段和最近 12 个月内鼻炎症状对您生活影响的程度进行评价

	无	轻	中	重	非常严重
最初发病时鼻炎对生活的影响	☐	☐	☐	☐	☐
最近 12 个月鼻炎对生活的影响	☐	☐	☐	☐	☐

17. 您曾经做过过敏原检测吗　　　　☐否　☐是　☐不详

如您选择"是"，请指出您检查出的过敏原种类和检查方法。

过敏原种类：☐尘螨　☐霉菌　☐蟑螂　☐夏秋花粉

　　　　　　☐春季花粉　☐猫毛　☐狗毛　☐其他

检查方法：☐皮肤试验　☐特异性 IgE（sIgE）检测

　　　　　　☐特异性 IgG（sIgG）检测　☐生物共振　☐其他

18. 您是否治疗过您的鼻炎症状　　　　☐否　☐是　☐不详

第三篇

／支气管哮喘

73. 支气管哮喘的流行病学是什么

目前全世界大约有 3 亿人患哮喘病，占全球人口的 5%。预计，到 2025 年，全世界这种疾病的患者将增至 4 亿多。据调查，人口城市化和生活方式西化是导致哮喘病患者人数激增的主要原因，特别是在发展中国家，哮喘病在城市的发病率远远高于农村。许多人都知道哮喘急性发作时要去医院治疗，但往往忽视其疾病缓解期的长期规范防治，以致哮喘在亚太地区有极高的发病率和死亡率。

74. 世界哮喘日是哪一天

世界哮喘日是 5 月的第一个周二。世界哮喘日（World Asthma Day）是由世界卫生组织推出的一个纪念活动，其目的是让人们加强对哮喘病现状的了解，增强患者及公众对该疾病的防治和管理。世界哮喘日是由全球哮喘防治创议（GINA）委员会与健康护理小组及哮喘教育者一起组织的。每一年都会选择一个主题。其宗旨是使人们意识到哮喘是一个全球性的健康问题，宣传已经取得的科技进步，并促使公众和有关当局参与实施有效的管理方法。

75. 可以诱发支气管哮喘的原因有哪些

（1）呼吸道：如尘螨、花粉、霉菌、宠物皮屑等，此外，陈旧的羽毛、蚕丝、羊毛、煤气、汽车尾气、油漆、地毯等均可成为过敏原。

（2）消化道：如牛奶、鸡蛋、鱼、虾、蟹、花生、黄豆、巧克力、水生贝壳类动物等。

（3）感染：尤以婴幼儿为主。

（4）药物：常见的药物是阿司匹林。

（5）运动：多数患者在持续运动后诱发哮喘、咳嗽及胸闷，剧烈的长跑更易促使潜在性哮喘发作。

（6）精神因素：患者情绪激动、紧张不安等，也会促使哮喘发作。

76. 支气管哮喘的表现有哪些

哮喘患者的常见症状是发作性的喘息、气急、胸闷或咳嗽等，少数患者还可能以胸痛为主要表现，这些症状经常在患者接触烟雾、香水、油漆、灰尘、宠物、花粉等刺激性气体或过敏原之后发作，在夜间和（或）清晨症状也容易发生或加剧。很多患者在哮喘发作时可闻及哮鸣音。

77. 支气管哮喘的自然过程是什么

哮喘可以在任何年龄发生，30% 的患者在 1 岁时有症状，80% ～ 90% 的哮喘儿童首次症状发生在 4 ～ 5 岁前，其过程及以后严重程度较难预测，多数为轻中度，少数严重难治哮喘多为常年发作。轻中度患儿预后尚可，有长期研究指出 50% 此类哮喘患儿在 10 ～ 20 岁时症状缓解，但在成人期还有可能发作。有 95% 的严重激素依赖并经常住院者转为成人哮喘，此时气道的高反应状态何时消失并不清楚。哮喘的死亡与诊断不及时、救治不力有关。

78. 支气管哮喘的治疗目标和原则是什么

哮喘是一种与多种因素相关的疾病，目前还没有完全根治的办法，但是可以有效控制。我们必须积极提倡"早发现、早诊断、早防治、越早越好"的新理念，注重个体化"规范防治，长期管理"的原则，并且做好医患双方的长期密切配合，使支气管哮喘症状达到临床完全控制，让患者像正常人一样工作、生活、学习，并延缓患者肺功能损害。

（1）确定并减少危险因素接触：包括过敏原、病毒感染、污染物、烟草、药物等。

（2）要在医生的指导下规律、长期使用药物。

79. 支气管哮喘患者如何自我监测病情

准备一个峰流速仪，它可以监测支气管哮喘病情，就像血压计监测高血压病情一样。学会自我监测病情，如果呼吸峰流速值明显下降、支气管哮喘症状加重、行走和说话困难、鼻翼煽动、唇甲发绀等，应立即到医院或与你的哮喘专业医师联系。患者应学会利用峰流速仪监测病情变化，记哮喘日记，这对制定与调整治疗方案有很大的用处。测定峰流速应注意白天与夜间的变化，以及用药前后峰流速的改善率。

80. 峰流速仪如何使用

肺功能测定是诊断哮喘、分析病情严重程度、指导用药的方法，十分重要。通过峰流速可以知道最大呼气流速量，是哮喘患者最常做的简易肺功能测定。呼气峰流速仪就是以客观的肺功能指标来评价与监测哮喘轻重程度，对临床有重要意义。

呼气峰流速仪的具体使用方法：①将游标向下尽可能拨到底，

即将流速仪清零。②起立，张开嘴，深吸一口气。一只手拿峰流速仪。手指远离标尺。③快速用口唇包紧吹气口，不要将舌头放在吹气口内，尽可能快且用力地呼一口气。④游标会被吹上去，并停留在那里。不要碰游标。读游标停止处的数字。⑤在一张纸或表格上记下数字。⑥将游标拨到底，再吹两次，每次都要记下数字。

81. 治疗哮喘的药物有哪些

治疗哮喘的药物分为两类：一类称为支气管扩张剂，主要作用为舒张支气管，用于缓解哮喘发作，通俗说就是"治表"；另一类为抗炎药，主要作用为治疗慢性气道炎症，用于控制哮喘发作，即"治本"。

82. 支气管扩张剂包括哪些

（1）β_2-肾上腺素受体激动剂：是缓解哮喘发作和预防运动性哮喘的最佳药物。如万托林定量气雾剂。新的长效 β_2-肾上腺素受体激动剂如奥克斯都保，作用时间可达 10 ～ 12 小时。支气管扩张剂经口服、注射或吸入均可发挥高效。当哮喘患者需要大大高于推荐剂量的 β_2-肾上腺素受体激动剂时，应咨询医师，这时说明病情程度加重，且过量使用该类药物可因其心血管不良反应而致死亡。

（2）抗胆碱药：如溴化异丙托品（商品名：爱全乐）等，可阻断乙酰胆碱所致的支气管平滑肌收缩和黏液分泌亢进，可和 β_2-肾上腺素受体激动剂联合应用，其不良反应较少。

（3）茶碱类：如氨茶碱、喘定等。对于轻中度哮喘患者，推荐口服茶碱缓释片，不良反应较少。对严重发作者，可静脉使用茶碱。

83. 抗炎药包括哪些

（1）糖皮质激素：是当前控制哮喘发作最有效的药物。口服或静脉应用激素全身不良反应多，用于中重度哮喘发作时，症状缓解后改为吸入长期维持。

（2）其他抗炎药物：白三烯调节剂、色甘酸钠和酮替酚等有一定的辅助作用。

84. 吸入给药的优势是什么

吸入疗法是指将药物制成气雾颗粒或干粉颗粒的形式，以吸入气道和肺内的方式治疗疾病的一种治疗方法。吸入给药包括气雾剂、干粉剂和雾化溶液。支气管哮喘患者应用吸入疗法可以将药物通过吸气迅速输送到气管发生炎症和痉挛的部位，通过药物局部的迅速作用而产生防止哮喘发作的目的。目前吸入疗法是防治支气管哮喘的一种理想给药方式，已经成为支气管哮喘的主要给药方式。

吸入给药具有作用直接、起效迅速、所需药物剂量小、全身不良反应小的优点。吸入给药使药物直接作用在气道上，药物起效快，作用迅速，不受口服时生物利用度和肝脏代谢的影响，特别适合哮喘急性发作时应用，药物吸入后数分钟就可以发挥平喘作用，迅速缓解患者喘息的症状。因为经吸入的药物作用在局部组织，而不需要全身分布，经呼吸道吸入的药物剂量可以相对较小即可发挥药效。经呼吸道吸入的药物部分直接作用于呼吸道，仅有极少部分药物进入血液，药物引起的不良反应明显少于全身给药的不良反应。

85. 吸入给药的误区有哪些

（1）储存不当：患者误以为低温更利于药物的保存，故将药物放入冰箱内，但气雾吸入剂为干粉剂，解冻受潮后会结成块以致无法使用。

（2）未吸入足够的药量：吸药前深呼吸时口对着端口，将药粉吹散，药粉留于口腔；吸气后未闭口捏鼻致使部分药物随呼吸呼出。

（3）未做好用药后的口腔护理：残留在口腔的药物容易导致正常菌群失调，易出现咽喉部不适、干痒、声音嘶哑，甚至真菌感染。

（4）不规范治疗：部分患者由于担心长期使用吸入药物会产生副作用或者认为哮喘急性症状缓解就可以停药，表现为依从性差，未能规范治疗，这样导致患者往往因再次哮喘发作就诊。

86. 吸入制剂都有哪些

（1）雾化溶液：β_2受体激动剂，如沙丁胺醇和特布他林；糖皮质激素，如布地奈德、丙酸倍氯米松、丙酸氟替卡松等；抗胆碱能类药物，如噻托溴铵、异丙托溴铵。

（2）气雾剂、干粉剂：β_2受体激动剂，如沙丁胺醇和特布他林（短效）、沙美特罗、福莫特罗（长效）；糖皮质激素，如布地奈德、丙酸倍氯米松、丙酸氟替卡松；联合制剂，如信必可都保（布地奈德福莫特罗）、舒利迭（沙美特罗/氟替卡松）等。抗胆碱能类药物，如噻托溴铵、异丙托溴铵。

87. 雾化吸入的药物及方法有哪些

雾化吸入药物：特布他林雾化液、沙丁胺醇雾化液、异丙托溴铵雾化溶液、布地奈德雾化液（普米克令舒）等。

雾化吸入方法：是将药物或水经吸入装置分散成悬浮于气体中的雾粒或微粒，通过吸入的方式沉积于呼吸道和（或）肺部，从而达到呼吸道局部治疗的作用。用吸入疗法时，药物以气溶胶的形式输出，随呼吸气流进入体内，药物与气道表面黏膜上皮细胞接触而发挥药效，局部作用强，且局部药物浓度越高，疗效亦越好。

88. 雾化吸入的注意事项有哪些

（1）每次雾化吸入时间尽量不超过 20 分钟。

（2）注意预防呼吸道的再感染，注意雾化器的消毒及室内空气的通风消毒，雾化治疗时应使用无菌溶液。

（3）雾化一次的液体量不宜过大，过大可能会导致肺水肿。

（4）雾化吸入激素后要及时漱口，以免激素在口腔残留。

（5）由氧气驱动的雾化过程中，严禁接触烟火。

89. 气雾剂有哪些

临床上常用的气雾剂有沙丁胺醇（喘乐宁）、特布他林（喘康速）、异丙托溴铵（爱全乐）、倍氯米松（必可酮）、布地奈德（英福美）等。

90. 储雾罐如何使用

储雾罐主要用于儿童哮喘，以及部分因为吸气和手部动作不能较好配合的老年患者，或者使用药物定量气雾剂后咽喉部局部副作用明显的患者。首先，打开药物定量气雾剂的保护盖，上下充分摇动药物 5 ~ 6 次，将它插入储雾罐插药接口，将储雾罐的口鼻罩扣住患儿的口和鼻，药物定量气雾剂必须朝上，按压使喷出的药物储存于罐内。然后，患儿自然吸，药物被吸入气管和肺部。每次只能揿压 1 次，呼吸约 15 次（或 30 秒）。最后，吸入后要漱口和洗脸，去除沉积在口咽部和面部的药物。

91. 如何正确使用干粉剂都保？注意事项有哪些

使用方法：①旋松并将盖拔出。②垂直拿吸入装置，底座在下。单手握住吸入装置白色中间部分，另一只手旋转底座，旋转至不能再转时原路返回，当听到咔嗒一声时，表明药物已经装好。③先呼一口气，将气呼尽后，将吸嘴放入口中，置于齿间，用双唇包住吸嘴，用力且深长吸气，然后将吸嘴从口中拿出。④屏气 10 秒钟后缓缓呼气。

注意事项：吸药后注意漱口。急性发作以及 PEF 很低（低于 180）的患者吸不动此装置。

92. 如何正确使用干粉剂准纳器？特点及注意事项有哪些

常用的干粉吸入剂有倍氯米松、布地奈德、氟替卡松、沙美特

罗 / 氟替卡松、富马酸福莫特罗、布地奈德福莫特罗等。

准纳器的使用方法：①用一手握住外壳，用另外一手的大拇指放在拇指柄上，向外推动拇指直至完全打开准纳器。②将吸嘴对着自己，手握住准纳器，向外推动滑竿，直至发出咔嗒声，表明准纳器已经做好吸药的准备，此时药物读数减少一个数（倒计数）。③先呼一口气，将气呼尽，然后将吸嘴放入口中，从准纳器深深而平稳地吸入药物，然后将准纳器从口中拿出。④屏气10秒钟后缓缓呼气。

准纳器的特点是：低吸气阻力，适合4岁以上患者，密封包装，有准确计数，输出剂量稳定，加入乳糖，吸药后患者有感觉。

注意事项：吸药后注意漱口。将吸嘴对准咽部，头略仰起，将气道拉直后吸入效果更佳。急性发作，PEF很低（低于150）的患者吸不动此装置。

93. 使用后需要漱口的吸入药物有哪些

（1）糖皮质激素：吸入糖皮质激素（ICS）是治疗支气管哮喘最有效的抗炎药物，最常用的雾化吸入药物是布地奈德（吸入用布地奈德混悬液），常常与支气管扩张剂（例如可必特液）联合使用。不良反应轻微，较常见的是声嘶、咽喉部不适、口腔念珠菌病等，为预防这些不良反应，应谨记每次吸入后要漱口。

（2）支气管扩张剂：这是呼吸科最为常用的药物，常用来雾化吸入的包括沙丁胺醇（吸入用硫酸沙丁胺醇溶液）、特布他林（硫酸特布他林雾化液）、异丙托溴铵（异丙托溴铵雾化吸入溶液），这些雾化吸入平喘药的不良反应一般较为轻微。

（3）布地奈德可与沙丁胺醇或异丙托溴铵单独联合雾化吸入（置于同一雾化器内吸入），但布地奈德不宜与沙丁胺醇＋异丙托溴铵复方制剂（可必特液）联合吸入，因为有证据证实或提示这种配伍是不相容或不合适的。

94. 除了药物治疗，哮喘的治疗方法还有哪些

对于年龄大于或等于 18 岁，使用吸入糖皮质激素及 β_2 受体激动剂无效的重症支气管哮喘患者，并且患者可以耐受支气管镜检查，可以选择——支气管热成形术。支气管热成形术是一种用来治疗难治性哮喘的新型气道介入技术，近年来，该技术的科学研究及临床实践已逐步开展。

95. 除了支气管哮喘，会让人"喘"的疾病还有哪些

除了支气管哮喘，还有一些疾病会表现喘息的症状，比如：肺癌、肺炎支原体肺炎、支气管内膜结核、心源性哮喘、气道异物、嗜酸性粒细胞支气管炎、鼻后滴漏综合征、胃食道反流性咳嗽。这些疾病都会以"喘"引起人们的重视，但它们并不是支气管哮喘，在临床中需要与以上疾病进行鉴别。

96. 为什么支气管哮喘患者需要行肺功能检查

（1）对于临床症状不典型，甚至始终没有喘息症状的患者，要做出正确的哮喘诊断，就必须通过一些客观的检查才能确诊。其中，肺功能检查就是最为重要的检查内容。如果患者在哮喘发作期，通气功能检查显示 FEV1/FVC 下降，就提示其通气功能出现障碍。如

果患者在缓解期，这时可根据哮喘的气道功能病理生理的另一特点——气道高反应性，进行支气管激发试验。

（2）对哮喘严重程度的判断：有些哮喘患者症状重于体征，也有的是体征重于症状，因此，仅仅依据患者的症状体征判别严重程度会带来诊断的偏差。必须结合客观的肺功能检查。

（3）对治疗效果的判断和指导用药：对于治疗是否有效及何时起效，目前临床用药和研究肺功能检查可作为客观的评价依据。

97. 严重哮喘需要使用呼吸机治疗吗

哮喘的呼吸衰竭是潜在可逆的危及生命的状态，需要气体支持，呼吸机机械通气是一种挽救生命的介入措施，对严重急性哮喘患者可以降低死亡率。呼吸机机械通气通过人工辅助支持肺通气，减轻呼吸肌负担，增加肺泡通气量，直到强力的内科治疗提高了患者的肺功能状态，可以提高好转率，降低死亡率，减少抗生素使用周期和系统性皮质激素治疗失败。

98. 支气管哮喘要治疗多久

支气管哮喘的治疗是一个长期的过程，因为这个疾病，它是不可治愈的终身性的疾病，所以对于患者来说需要终生对这个疾病的情况进行监测。一般持续时间大约是在三个月左右，然后再对它的控制情况以及肺功能的情况进行评价，根据这些评价内容再决定后续的调药方案。

99. 支气管哮喘患者生活中应注意什么

（1）在饮食方面，要忌辛辣、煎炸、刺激性的食物，要清淡，尤其是要注意鱼、虾、羊肉这些发物引起气道的过敏，忌烟，忌酒，多吃清淡的蔬菜、水果这类食物。

（2）日常生活中注意保健，要到空气好的地方做适当的运动，防止空气中的刺激性的物质引起气道的过敏。

（3）生活方面，保持室内清洁，防止螨虫、花粉、灰尘引起过敏。

100. 引起支气管哮喘的常见药物有哪些

（1）解热镇痛药：如阿司匹林、氨基比林、安乃近、保泰松、非那西汀、吲哚美辛（消炎痛）、布洛芬、双氯芬酸、炎痛喜康以及含此类成分的感冒药均会导致哮喘加重，其中以阿司匹林最为常见。

（2）心血管药：β受体阻断剂类，如普萘洛尔（心得安）和倍他乐克。因此，哮喘患者最好避免使用此类药物。此外其他药如利血平、呱乙啶、乙胺碘呋酮等也可引起哮喘。

（3）碘造影剂：主要与碘过敏有关。

（4）气雾剂：异丙肾上腺素、色甘酸钠是作为治疗和预防哮喘的药物，却也可能诱发哮喘。

（5）添加剂：许多食品、饮料以及药物制剂多用黄色染料酒石黄着色，可引起荨麻疹，口唇血管性水肿甚至支气管哮喘。此外，用于酒类或果汁饮料以及药物制剂的保存防腐剂，如亚硝酸氢盐也可以引起支气管哮喘。

（6）其他药物：青霉素、磺胺类和降血糖类等药品。

（7）蛋白类制剂：链激酶、糜蛋白酶、各种疫苗和抗毒素血清、口服花粉制剂等。

（8）组胺和乙酰胆碱等药物本身的药理作用就是引起支气管痉挛。

以上是较容易引起过敏的药物，具体到每个患者，需要根据自己的具体情况进行甄别，必要时到医院进行过敏原检测筛查。

101. 支气管哮喘的食疗方法有哪些

从西医角度看，食物疗法不能替代哮喘药物治疗。生活中，哮喘患者应尽量少食用有一定过敏风险的食物，如鱼、虾、蟹等水产品及榛子、花生、开心果等坚果类食物，尤其是首次食用的患者更应慎重。对于常见食物，如主食类，哮喘患者可以放心食用。

102. 哮喘得到控制后，是否需要停药

哮喘是一个慢性炎症过程，因此控制炎症，降低气道炎症高反应，将哮喘发作的危险性降到最低，是每一位哮喘朋友需要长久做并持之以恒的治疗。但需要说明的是这里的炎症，不是我们平时说的要用抗生素的炎症。

103. 如果哮喘得到了控制，如何降级治疗

在哮喘得到控制后，必须进行持续监测以维持哮喘控制，同时确立治疗所需的最低用药剂量，如果应用吸入糖皮质激素达到哮喘控制 3 个月后，可试用减少 50% 用量。在哮喘是通过联合使用吸入激素和长效 β_2 受体激动剂而获得控制时，最好先减少吸入激素用量的 50%，再继续使用长效 β_2 受体激动剂，如果仍能得到控制，应继

续减少吸入激素的剂量，直到小剂量维持，这时可考虑停用长效 β_2 受体激动剂。

104. 患者需要及时就医的情况有哪些

以下四种情况建议患者及时就医：①当你的哮喘症状使用药物不能得到控制时；②当你感到呼吸困难，无法正常走路或谈话，即使使用气雾剂后也未能得到改善时；③咳嗽反复不愈，呈阵发性，以夜间或凌晨发作明显；④闻到异常刺激性气味就咳嗽，使用抗生素无效时。

105. 如何预防哮喘发作

首先应仔细查找引起哮喘发作的过敏原。如果是螨虫引起的过敏，建议每周用热水洗涤床单和毛毯，在太阳下晾晒，枕头和被褥用不透气的外罩包起来；避免使用地毯，代之以漆布或木地板；使用塑料、皮革或简单的木质家具；尽量使用带滤网的吸尘器；室内湿度保持在 50％ 以下。如果对刺激性气味敏感，建议排除室内的异味，远离烟草烟雾。如果对宠物皮毛过敏，建议最好不饲养小动物。如果对蟑螂过敏，建议消除蟑螂，经常彻底清扫房屋，使用无味杀虫剂，但应确保喷洒过程中，患者不在室内。如果对花粉过敏，建议避免接触花粉，在花粉、柳絮播散的季节减少外出，在好发季节需要在户外活动时配戴口罩，在干热或有风的天气时将门窗关闭，防止花粉飘入室内，诱发哮喘。

如果您是过敏体质，对所服药物应特别注意。如果是由食物过敏引起的哮喘，一定要明确是哪一种食物，然后合理地安排，切忌盲目忌口，造成营养素缺乏。

　　另外，建立合理的生活制度和饮食制度。运动性哮喘患者应避免剧烈运动，但适宜的体格锻炼还是需要的。

　　除了日常生活需要注意外，还可应用中医药来预防，如冬病夏治，用于预防哮喘的发作，有效率达 87％以上。应用穴位注射与拔罐疗法，治疗与预防哮喘的发作，患者无痛苦，且哮喘能得到长期控制。

106. 为什么都市人更容易患哮喘病

　　现代人特别是都市中人，生活和工作在室内环境中的时间较长，室外活动时间太少。从生理角度讲，许多科学家现在正在验证一种"卫生假设"的理论，即：都市卫生条件状况日益改善以及人们减少了对病菌的接触，促使人体免疫系统后来出现过度反应，从而产生过敏。大多数哮喘病是由过敏引起的。

　　另外，随着居住条件的改善，休闲时间的增加，一些家庭喜欢饲养狗、猫、鸟类等宠物以增添生活情趣。但它们的皮屑、脱毛、排泄物等可能是人类的过敏原。

　　还有，室内空气污染随着现代化居室相对封闭和装修材料的增多而显得日益严重。室内空气污染对呼吸道造成的刺激表现为流泪、喷嚏、咳嗽、过敏性哮喘。室外空气包括工业烟雾、汽车废气等，也可致敏，而引起哮喘发作。

107. 为什么需要长期规范防治哮喘

　　目前认为，哮喘除遗传因素外，可能主要与社会发展、环境改变和气候变化等因素有关，但也不能忽视可能与传统防治观念无明显改变，滥用药物和抗生素，很少使用能减轻炎症和降低气道高反应的药物，以及对哮喘缓解期的规范化防治方案不了解有关。

由于哮喘患者经常有哮喘症状，常因哮喘频发或加重，严重限制了哮喘患者的生活方式和生活质量。需要住院或急诊治疗者达33%，因哮喘而失去就业机会者达58%，因哮喘而无法进行运动和休闲活动者达79%，因哮喘而改变自己原来生活方式者达63%，因哮喘而有睡眠障碍者达68%，因哮喘而无法进行正常体力活动者达74%。

108. 为什么要进行哮喘教育

中国是哮喘病死亡率最高的国家之一，我国符合哮喘完全控制的患者相当少，存在治疗依从性差的特点，很多患者一听治疗要用激素，就退避三舍；还有些患者有病乱投医，相信小广告上的药甚至小偏方，结果使哮喘反复发作，难以控制。因为哮喘是一种可以预防控制的疾病，通过哮喘教育，可以减少哮喘的发作，从而改变哮喘治疗的现状，并通过自我评价，对病情进行进一步评估。

109. 哮喘是否可以根治

由于哮喘发病原因复杂，发病机制尚未明确，所以目前尚无根治办法。现行的治疗目标是消除病因，控制急性发作，巩固治疗，改善肺功能，防止复发，提高患者的生活质量。对绝大多数哮喘患者来说，系统治疗可以达到这个目的。

110. 运动性哮喘如何治疗

运动性哮喘又称为运动诱发性哮喘，是支气管哮喘的一种特殊表现类型。运动性哮瑞可发生于任何年龄，男性多于女性。多数患者在剧烈运动开始后 6 ～ 10 分钟、待运动停止后 2 ～ 10 分钟出现胸闷、气短、呼吸困难、喘息，肺部可闻及明显哮鸣音。

治疗建议采用"TGF 免疫介入疗法"治疗。此疗法对治疗哮喘具有显著疗效，是目前正在全国推广的一种先进诊疗技术。

111. 哮喘是否会引发其他疾病

支气管哮喘会引发以下疾病：气胸、肺不张、慢性阻塞性肺疾病、支气管扩张、肺源性心脏病等。

112. 哮喘患者能不能怀孕

哮喘对母亲和胎儿的影响取决于哮喘的严重程度。长期慢性哮喘的患者，由于其心肺功能受到严重影响，不能承受妊娠和分娩的负担，故不宜怀孕。但若患哮喘的妇女心肺功能正常，亦可怀孕和分娩，一般不会造成胎儿病变。在分娩时，要采取适当的助产措施，缩短产程，减轻产妇负担以保证安全分娩。孕期哮喘发作时，因通气困难，孕妇会产生全身缺氧，同时造成胎儿缺氧、发育迟缓或早产，甚至引起胎儿和新生儿死亡。在非孕期常用的祛痰药碘化钾，孕期最好不用，因长期服用会引起胎儿甲状腺增大，可选用氯化氨合剂及中药鲜竹沥等。孕期哮喘发作时，最好到医院就诊，听从医生的意见用药。

113. 哮喘患者可以锻炼吗

哮喘患者锻炼以游泳作为选择比较好，既可增加对寒冷的耐受力，又可调整呼吸锻炼。哮喘患者锻炼时应注意：

（1）避开寒冷、干燥的环境，而在温暖、潮湿的环境下进行运动。

（2）建议运动时不用口呼吸而用鼻呼吸，但在实践中此措施较难完成，此时可让患者戴口罩以起到加温保湿作用。

（3）在剧烈运动前先进行热身运动，因为研究发现热身运动可使患者产生运动不应状态（exercise refractory state），即运动性哮喘患者在运动后 40 分钟内进行同样运动时，其支气管痉挛程度减轻，甚至不发生痉挛。

114. 孕期遇上哮喘会怎么样

（1）妊娠可以使哮喘加重、恶化，甚至是急性发作。

（2）哮喘可增加孕妇的致病率。

（3）哮喘可增加胎儿风险。

115. 孕期遇上哮喘，可以选择的药物有哪些

（1）吸入性糖皮质激素（ICS）：目前认为吸入性糖皮质激素是治疗哮喘最好的选择，可避免或减少药物全身吸收的副作用。低剂量：丙酸倍氯米松 200 ～ 500 μg/d，布地奈德 200 ～ 400 μg/d，氟替卡松 100 ～ 250 μg/d；中剂量：丙酸倍氯米松 500 ～ 1000 μg/d，布地奈德 400 ～ 800 μg/d，氟替卡松 250 ～ 500 μg/d。妊娠期哮喘

ICS 类药物首选布地奈德。

（2）全身用糖皮质激素：属妊娠 C 类药物。应用口服糖皮质激素的孕妇先兆子痫、早产和低体质量儿的发生率增加，因此，不推荐首选。

（3）白三烯调节剂：白三烯受体拮抗剂孟鲁司特和扎鲁司特属妊娠 B 类药物，美国妇产科医师学会－美国过敏、哮喘和免疫学会（ACOG-ACAAI）推荐只有在妊娠哮喘患者对其他药物抵抗，并且在妊娠前已显示其具有无可匹敌的疗效，才考虑应用白三烯受体拮抗剂。

（4）长效 β_2 受体激动剂：福莫特罗和沙美特罗属妊娠 C 类药物。按照 ACOG-ACAAI 推荐，长效 β_2 受体激动剂对于正在应用 ICS 的妊娠哮喘患者可作为首选的添加药物。

（5）色甘酸钠和奈多罗米钠：美国哮喘教育和预防项目（NAEPP）指出，色甘酸钠和奈多罗米钠均属 B 类药物，可在妊娠期安全使用，但不作为首选药物。

（6）茶碱类：属于 C 类药物。需要注意的是应用时须频繁监测血或尿中的茶碱浓度，及时调整剂量，以避免严重不良反应。

116. 治疗哮喘的新药有哪些

哮喘发病与免疫球蛋白 E（IgE）密切相关，血清中 IgE 水平的增高是引起支气管哮喘发病的重要环节。奥马珠单抗是抗 IgE 人源化单抗，可阻断 IgE 介导的过敏级联反应，减少炎症因子释放，从而有效控制哮喘的症状和发作。作为全球首个治疗哮喘的创新性靶向药物，奥马珠单抗在全球的多项临床研究结果显示，在治疗中重度过敏性哮喘患者时，奥马珠单抗可明显降低患者的重度急性发作

达 50%，减少急诊就诊达 44%，降低住院率达 67%，使 80% 的患者
的日间哮喘症状消失，使 86% 的患者不再夜间觉醒，降低 48% 的患
者口服激素的使用量，并改善 49% 的患者的生活质量。

117. 如何记录哮喘日记

　　该病虽不能根治，却可以很好地控制，而控制的关键环节是患
者的自我管理。准确记录哮喘日记是哮喘患者自我管理的重要内容
之一，可有效地预防和减少哮喘发作的次数。为帮助患者提高自我
管理水平，可以设计哮喘日记表格并应用于哮喘患者的自我管理中，
以取得满意的效果。

　　哮喘日记包括以下几个方面：天气，主要是气温、湿度和空气
污染情况；饮食，可疑食物包括巧克力、奶油、坚果、冰激凌、糖、
油炸食品、过咸食品和不经常食用的食品；咳嗽情况，主要是咳嗽
的时间、频率、有没有痰，咳嗽时候有没有嗓子痒；最大峰流速，
这是一个简易的肺功能检测方法，简单易行，首先要和医生一起测
算峰流速的绿区（安全区）、黄区（警告区）、红区（危险区），如果
峰流速数值下降 10%，就说明处于警告区，要密切观察，如果还有
其他症状，就要服用药物，峰流速数值下降 20%，就说明处于危险
区，要及时用药，否则可能导致哮喘的发作。

附件3 哮喘或咳嗽初筛问卷

1.在过去的任何时间内，您是否有反复发作（3次以上）的喘息、哮喘或出气时胸部有鸣笛样的"哮鸣音"或发出"嘶嘶"的声音

    1.1 发作性憋气 □否 □是

    1.2 发作性喘息或哮喘 □否 □是

    1.3 发作性胸闷 □否 □是

    1.4 发作性咳嗽 □否 □是

    1.5 无上述任何症状 □否 □是

    如您1.5选择"是"，请直接跳到第12题。

2.如题目1中前四项问题中任一问题选择"是"，您的上述症状通常在哪些月份出现

    □无季节性 □1月 □2月 □3月 □4月

    □5月 □6月 □7月 □8月 □9月

    □10月 □11月 □12月

3.您的上述症状是否在春季或夏秋季出现

    □否 □是

4.您是否曾因上述症状而在夜间憋醒

    □否 □是

5.您的上述症状是否仅在感冒或上呼吸道感染之后发生

    □否 □是

6.您的上述症状是否常合并喷嚏、流清鼻涕症状

    □否 □是

7.如果您在题目1中前四个问题中任一问题项选择"是"，请填写首次发生反复咳嗽的年龄是__岁。

8.最近12个月内，您是否有过经常性的喘息或出气时胸部有鸣

笛样的"哮鸣音"或发出"嘶嘶"的声音

　　□否　□是

9.最近12个月内，你曾有多少次喘息发作

　　□从来没有　□1～3次　□4～12次　□12次以上

10.最近12个月内，你夜间睡觉时平均有多少次因憋气而不能入睡

　　□从来没有　□每星期少于一晚　□每星期多于一晚

11.最近12个月内，您喘息时是否严重到一口气只能说一两个字

　　□否　□是

12.您曾有过哮喘吗

　　□否　□是　□不详

13.您是否曾经被医生诊断为哮喘吗

　　□否　□是

　　如您选择"是"，您已患哮喘__年，最初诊断哮喘的年龄是__岁。

14.最近12个月内，您是否有运动或体力活动以后的咳嗽、哮喘或呼吸困难

　　　　□否　　□是

15.最近12个月内，除感冒或肺部感染引起的咳嗽以外，您是否有因干咳而影响夜间睡眠，或因咳嗽夜间惊醒

　　　　□否　　□是

16.最近12个月，您是否有过反复"咳嗽"超过8周

　　　　□否　　□是

附件4　哮喘专业问卷

1.您发作性喘息和憋气症状首次发病的时间是何时，请写出具体时间及年龄

____年____月，首次发病年龄____岁。

2.您发作性喘息和憋气的症状能自行缓解吗

□否　□是

3.您发作性喘息和憋气的症状用平喘药（沙丁胺醇、氨茶碱等）治疗之后能缓解吗

□否　□是　□不详

4.除哮喘外，您是否曾经被医生诊断为其他疾病

□否　□是

如选择"是"，请选择

□气管－支气管炎　□喘息性支气管炎　□毛细支气管炎

□慢性气管炎　□肺结核　□支气管扩张　□胃食管反流

□慢性阻塞性肺疾病　□肺炎　□肺纤维化　□肺气肿

□冠心病　□其他

5.在过去每年哮喘症状最重的时间段内，您憋气、喘息或哮喘发作的频率如何（每年、每月、每周、每天的发作情况各选1项）

□每年少于1次　□每年1～4次　□每年5～10次

□每年10次以上　□不详

□每月少于1次　□每月1～4次　□每月5～10次

□每月10次以上　□不详

□每周少于1天　□每周1～2天　□每周3～6天

□几乎每天发作　□不详

□每天少于1次　□每天1～2次　□每天3～6次

☐ 每天多于 6 次　☐ 不详

6. 这种反复发作性憋气、喘息或哮喘的症状每年大约持续多长时间

☐ 2 周以内　☐ 4 周以内　☐ 5 ～ 8 周　☐ 9 ～ 12 周

☐ 超过半年　☐ 不详

7. 过去症状最重的阶段，您是否因喘息、憋气、胸闷或哮喘出现过下列情况

7.1 因哮喘发作不能平卧入睡　　　　　　☐ 否　☐ 是

7.2 因喘息不能行走　　　　　　　　　　☐ 否　☐ 是

7.3 因憋气夜间憋醒　　　　　　　　　　☐ 否　☐ 是

7.4 因喘息严重不能说整句话　　　　　　☐ 否　☐ 是

7.5 因哮喘急性发作窒息几乎危及生命　　☐ 否　☐ 是

8. 在哮喘症状最重阶段，您是否因哮喘发作进行过急诊静脉输液治疗

☐ 否　☐ 是

如您选择"是"，大约每年去急诊的情况如何

☐ 每年少于 1 次　☐ 每年 1 ～ 3 次　☐ 每年 4 ～ 6 次

☐ 每年 6 次以上　☐ 不详

9. 在哮喘症状最重的阶段，您是否因哮喘进行住院治疗

☐ 否　☐ 是

如您选择"是"，您每年住院的情况如何

☐ 每年少于 1 次　☐ 每年 1 ～ 3 次　☐ 每年 4 ～ 6 次

☐ 每年 6 次以上　☐ 不详

10. 最近 12 个月内，您哮喘症状发作的频率是多少（每年、每月、每周、每天的发作情况各选一项）

☐ 每月少于 1 次　☐ 每月 1 ～ 4 次　☐ 每月 5 ～ 10 次

☐ 每月 10 次以上　☐ 不详

□每周少于 1 次 　□每周 1 ~ 2 次 　□每周 3 ~ 6 次

□几乎每天发作 　□不详

□每天少于 1 次 　□每天 1 ~ 2 次 　□每天 3 ~ 6 次

□每天多于 6 次 　□不详

11. 最近 12 个月内，您这种反复发作性憋气、喘息或哮喘的症状大约持续了多长时间

□2 周以内 　□4 周以内 　□5 ~ 8 周 　□9 ~ 12 周

□超过半年 　□不详

12. 最近 12 个月内，您是否感觉运动时气促

□否 　□是

如您选择"是"，请回答题目 12.1 ~ 12.5，如您选择"否"，请直接回答第 13 题。

12.1 您在平地快走或爬小山时是否感到气促 　□否 　□是

12.2 您是否因为气短比同行的其他人走得慢 　□否 　□是

12.3 当您平地行走 100 米或数分钟时是否需停下来休息

□否 　□是

12.4 您在家中室内活动时是否感到气促 　□否 　□是

12.5 您梳头、洗脸、淋浴和穿衣服时是否感到气促

□否 　□是

13. 最近 12 个月内，您是否因哮喘而出现下列情况

13.1 因哮喘发作不能平卧入睡 　□否 　□是

13.2 因喘息不能行走 　□否 　□是

13.3 因憋气夜间憋醒 　□否 　□是

13.4 因喘息严重不能说整句话 　□否 　□是

13.5 因哮喘去医院急诊静脉输液治疗 　□否 　□是

13.6 因哮喘急性发作窒息几乎危及生命 　□否 　□是

14.在您哮喘症状出现之前或之后数年或数十年，是否有反复发作的鼻炎症状

□否　□是

如您选择"是"，请选择鼻炎和哮喘出现的先后顺序，如您选择"否"，请直接跳到第15题。

□鼻炎先于哮喘发作　□鼻炎和哮喘同时发作
□哮喘先于鼻炎发作

15.您的发作性喘息和憋气症状与季节有关吗

□否　□是　□不详

如您选择"是"，请在相应格中标示"√"。发病时间：A表示上旬，B表示中旬，C表示下旬。

	1月	2月	3月	4月	5月	6月	7月	8月	9月	10月	11月	12月
A	□	□	□	□	□	□	□	□	□	□	□	□
B	□	□	□	□	□	□	□	□	□	□	□	□
C	□	□	□	□	□	□	□	□	□	□	□	□

16.您过去因哮喘去急诊或住院时与季节有关吗

□否　□是　□不详

如您选择"是"，请在相应格中标示"√"。发病时间：A表示上旬，B表示中旬，C表示下旬。

	1月	2月	3月	4月	5月	6月	7月	8月	9月	10月	11月	12月
A	□	□	□	□	□	□	□	□	□	□	□	□
B	□	□	□	□	□	□	□	□	□	□	□	□
C	□	□	□	□	□	□	□	□	□	□	□	□

17.您的哮喘症状受气象和环境因素影响吗

□否　□是　□不详

如您选择"是"，请选择有影响的气象因素。

17.1 遇晴天刮风的天气症状加重　　　　□否　□是　□不详

17.2 遇雷雨天气症状加重　　　　　　　□否　□是　□不详

17.3 遇阴雨连绵的潮湿天气加重　　□否　□是　□不详

17.4 每年麦收时节症状加重　　　　□否　□是　□不详

17.5 冬季寒冷季节症状加重　　　　□否　□是　□不详

18. 您哮喘症状最重的时间段是何时

　　□早晨　□上午　□中午　□下午　□傍晚　□深夜

19. 您反复发作的喘息、憋气和哮喘与下列哪些因素有关

　　□运动　□冷空气、雾气　□猫　□狗　□鸟及其他动物

　　□春季花粉　□夏季花粉　□秋季花粉　□潮湿环境

　　□仓库地下室　□烟草烟雾　□药物　□精神压力

　　□食物　□刺激性气味　□清扫床褥　□室外空气污染

　　□室内燃料烟雾　□树木野草多的环境　□粉尘环境

　　□化工环境　□采矿　□生物原料　□食品加工

20. 如果您的哮喘症状发作或加重和药物有关，您哮喘发作之前一天之内服用过下列药物吗

　　□否　□是　□不详

　　如您选择"是"，请选择具体药物。

　　□阿司匹林　□除阿司匹林外的其他解热镇痛药

　　□治疗高血压药物　□其他药物

21. 从首次出现发作性憋气、喘息和哮喘症状以来，您对自己目前哮喘症状严重程度发展趋势的评价如何

　　□症状逐年加重　□症状和过去比变化不大

　　□症状逐渐减轻　□目前已无症状

　　如您选择后两项请回答题目22，如选择前两项请直接跳至题目23。

22. 如果有症状逐渐减轻或已无症状，请选择并填写症状减轻或已无症状的年数

　　□症状已减轻__年　□已无症状__年

23.请分别对最初发病阶段和近12个月哮喘症状最重时对您生活影响的程度进行评价

症状	无	轻度	中度	重度	非常严重
最初发病时哮喘对生活的影响	□	□	□	□	□
近12个月哮喘对生活的影响	□	□	□	□	□

24.您曾经因哮喘而检查过敏原吗

　□否　□是　□不详

　如您选择"是"，请选择您检查出的过敏原种类和检查方法。

　过敏原种类：□尘螨　□霉菌　□蟑螂　□夏秋花粉

　　　　　　　□春季花粉　□猫毛　□狗毛　□其他

　检查方法：□皮肤试验　□sIgE 检测　□sIgG 检测

　　　　　　□生物共振　□其他

25.您曾经做过肺功能检查吗

　□否　□是　□不详

　如果您选择"是"，请继续回答第26～28题，选择"否或"不详"则直接跳至第30题。

26.您首次做肺功能检查的年龄是__岁。

27.您的哮喘诊断是否有肺功能检查的证实

　　□否　□是　□不详

28.您是否使用过峰流速仪

　　□否　□是　□不详

　若您选择"是"请继续回答题目29，选择"否"则请直接跳至第30题。

29.若使用过峰流速仪，您多长时间测定一次

　　□＞1个月　□＞1周　□1周测定1次

　　□每1～2天测定1次　□不详

30.在过去 4 周内，您的哮喘情况如何（12 岁以上患者回答此题，请在对应的方框中打"√"。12 岁以下患者的家长直接跳至第31 题。）

ACT 评分	5	4	3	2	1
日间喘息症状	□完全没有	□1～2次/周	□3～6次/周	□一天1次	□超过1次/天
夜间憋醒次数	□没有	□1～2次/4周	□每周1次	□每周2～3次	□每周≥4次
β受体激动剂使用次数	□没有	□每周≤1次	□每周2～3次	□每天1～2次	□每天≥3次
哮喘对生活的影响	□没有	□很少时候	□有些时候	□多数时间	□所有时间
哮喘控制评价	□完全控制	□控制很好	□有所控制	□控制很差	□没有控制

31.在过去四周，您的孩子哮喘发作的情况如何（供 12 岁以下患者家长回答，请在相应的方框中打"√"。12 岁以上患者请直接跳至第 32 题。）

哮喘评分	5	4	3	2	1	0
日间哮喘症状的天数	□没有	□1～3天	□4～10天	□11～18天	□19～24天	□每天
夜间憋（早）醒的天数	□没有	□1～3天	□4～10天	□11～18天	□19～24天	□每天
白天出现喘息声的天数	□没有	□1～3天	□4～10天	□11～18天	□19～24天	□每天

32.最近 12 个月，您或您的孩子是否因哮喘或呼吸困难去看过门诊和急诊

□否　□是

如果选择"是"，请填写去不同医院或诊所门诊和急诊的次数。

32.1 曾去过私人诊所或厂、校、村卫生室门诊__次，急诊__次（未去过填0）。

32.2 曾去县、区、镇医院门诊__次，急诊__次（未去过填0）。

32.3 曾去省、市、部级大医院门诊__次，急诊__次（未去过填0）。

33. 最近12个月，您是否因为哮喘向学校请假（该题仅供"学生"作答，非学生受访者跳至第34题）

　　□否　□是

33.1 如果选择"是"，共请假__天。

33.2 您是否因为哮喘而退学或休学　　　　□否　□是

34. 最近12个月，您是否因为哮喘向单位请过假（该题学生不作答，学生请直接跳至第36题）

　　□否　□是，共请假__天

35. 您是否因为哮喘而提前退休

　　□否　□是，病退年龄__岁。

36. 您是否认为哮喘疾病影响到您的就业、升学、升迁、和发展

　　□否　□是　□不详

37. 您是否认为哮喘影响您的情绪、心情和性格

　　□否　□是　□不详

38. 最近12个月，您因哮喘大约支出了多少费用__元。

39. 最近12个月，您是否因为鼻炎、咳嗽或喘息而接受过治疗

　　□否　□是

如果您选择"是"，请在横线上填写您使用过或正在使用的药物。

药物名称：___。

40. 如果您服用过抗组胺药物，是否会引起困倦

　　□否　□是

如选择"是"，请评价其对日常生活的影响

□困倦，入睡速度变快　□嗜睡，早晨起床困难

□影响工作技能

41.在确诊上述疾病前，您是否接受过中医治疗

□否　□是

如您选择"是"，您接受中医治疗的总时间是__。

42.兄弟姐妹中是否有人被医生诊断为（过敏性）哮喘、花粉症、湿疹或食物过敏

□否　□是　□不详

如您选择"是"，请填写下表。

	同胞 1	同胞 2	同胞 3	同胞 4	同胞 5
出生时间					
男	□	□	□	□	□
女	□	□	□	□	□
过敏性鼻炎	□	□	□	□	□
哮喘	□	□	□	□	□
花粉症	□	□	□	□	□
特应性湿疹	□	□	□	□	□
食物过敏	□	□	□	□	□
荨麻疹	□	□	□	□	□

附件 5　咳嗽专业问卷

1.您首次出现反复发作性咳嗽的时间是＿年，首次发病年龄＿岁。

2.在您咳嗽发作的同时，是否经常合并下列症状

2.1 经常咳嗽并伴有咳白色或黄色黏痰。冬季明显，每年持续3个月以上　　　　　　　　　　　　　　　　　　□否　　□是

2.2 经常咳嗽并曾伴有低热、盗汗或咳带血痰和消瘦

□否　　□是

2.3 经常咳嗽并伴有黄脓鼻涕、鼻塞和头痛　　□否　　□是

2.4 咳嗽的同时伴有反酸、烧心和上腹部胀，饭后平躺症状加重

□否　　□是

2.5 咳嗽症状多数在冬季或"呼吸道感染"之后出现

□否　　□是

2.6 经常刺激性咳嗽并伴活动后气短，进行性加重

□否　　□是

3.在您咳嗽症状出现前后数年时间内，是否合并发作性鼻痒、喷嚏、流清鼻涕的症状　　　　　　　　□否　　□是　　□不详

如您选择"是"，请选择鼻炎和咳嗽出现的先后顺序，选择"否"则直接跳到 5 题。

□鼻炎先于咳嗽发作　□鼻炎和咳嗽同时发作

□咳嗽先于鼻炎发作

4.您过去咳嗽症状每年发作的情况是（每年、每月、每周、每天的发作情况各选 1 项）

□每年少于 1 次　□每年 1 ~ 4 次　□每年 5 ~ 10 次

□每年 10 次以上　□不详

□每月少于 1 次　□每月 1 ~ 4 次　□每月 5 ~ 10 次

　　□每月 10 次以上　□不详

　　□每周少于 1 天　□每周 2 ~ 3 天　□每周 4 ~ 6 天

　　□几乎每天发作　□不详

　　□每天少于 1 次　□每天 1 ~ 2 次　□每天 3 ~ 6 次

　　□每天多于 6 次　□不详

5. 这种反复发作的咳嗽症状每年大约持续多长时间

　　□2 周以内　□4 周以内　□5 ~ 8 周　□9 ~ 12 周

　　□超过半年　□时间不定

6. 在咳嗽症状最重的阶段时，咳嗽对您生活影响的程度如何

症状	无	轻度	中度	重度	非常严重
影响夜间睡眠	□	□	□	□	□
影响白天日常活动和运动	□	□	□	□	□
影响工作和学习	□	□	□	□	□

7. 最近 12 个月内，您是否有咳嗽发作

　　□否　□是

　　如您选择"是"，请选择咳嗽症状发作的累计天数，如选"否"，请直接跳到第 8 题。

　　□4 周以内　□5 ~ 8 周　□9 ~ 12 周　□13 ~ 24 周

　　□超过半年

8. 最近 12 个月，您咳嗽症状发作的平均频率如何（请选择频率并填写发作次数）

　　8.1. 平均 1 年发作__次。

　　8.2. 平均每月都发作　　　　　　　　　□否　□是

　　如选择"是"，每月发作__次。

8.3 平均每周都发作　　　　　　　　　□否　□是

如选择"是"，每周发作__次。

8.4 平均每天都发作　　　　　　　　　□否　□是

如选择"是"，每天发作__次。

9. 最近12个月，咳嗽症状对您日常生活的影响程度如何

症状	无	轻度	中度	重度	非常严重
影响夜间睡眠	□	□	□	□	□
影响白天日常活动和运动	□	□	□	□	□
影响工作和学习	□	□	□	□	□

10. 您咳嗽症状发作最重是何时

　□早晨　□上午　□中午　□下午　□傍晚　□深夜

11. 您的咳嗽症状受气象和环境因素影响吗

　□否　□是

如您选择"是"，请选择受下列哪种气象因素影响。

11.1 遇晴天刮风的天气症状加重　　□否　□是　□不详

11.2 遇雷雨天气症状加重　　　　　□否　□是　□不详

11.3 遇阴雨连绵的潮湿天气加重　　□否　□是　□不详

11.4 每年麦收时节症状加重　　　　□否　□是　□不详

11.5 冬季寒冷季节症状加重　　　　□否　□是　□不详

12. 您发作性咳嗽的症状与季节有关吗？如您选择"是"，请在相应方框中标示"√"。发病时间:A表示上旬，B表示中旬，C表示下旬。

	1月	2月	3月	4月	5月	6月	7月	8月	9月	10月	11月	12月
A	□	□	□	□	□	□	□	□	□	□	□	□
B	□	□	□	□	□	□	□	□	□	□	□	□
C	□	□	□	□	□	□	□	□	□	□	□	□

13. 您反复发作性咳嗽与如下哪些因素有关

　　□运动　□冷空气、雾气　□猫　□狗　□鸟及其他动物

　　□春季花粉　□夏季花粉　□秋季花粉　□潮湿环境

　　□仓库地下室　□烟草烟雾□药物　□精神压力

　　□食物　□刺激性气味　□清扫床褥　□室外空气污染

　　□室内燃料烟雾　□树木野草多的环境　□粉尘环境

　　□化工环境　□采矿　□生物原料　□食品加工　□其他

14. 如果您的咳嗽症状和药物有关，您咳嗽期间正在服用下列药
物吗　　　　　　　　　　　　　□否　□是　□不详

　　如您选择"是"，请选择具体药物。

　　□阿司匹林　□除阿司匹林外的其他解热镇痛药

　　□治疗高血压药物　□其他药物

15. 您曾经是否被医生诊断为下列疾病

　　15.1 "过敏性咳嗽"或"咳嗽变异性哮喘"

　　　　　　　　　　　　　　　□否　□是　□不详

　　15.2 过敏性鼻炎　　　　　　□否　□是　□不详

　　15.3 鼻窦炎　　　　　　　　□否　□是　□不详

　　15.4 嗜酸细胞性支气管炎　　□否　□是　□不详

　　15.5 胃食道反流　　　　　　□否　□是　□不详

16. 您曾经做过支气管激发试验吗

　　□否　□是　□不详

　　如您选择"是"，您的激发试验结果如何

　　□阴性　□阳性　□不详

17. 出现咳嗽的症状后，您曾经做过下列检查吗

　　17.1 胸片或胸部 CT　　　　　□否　□是　□不详

　　如您选择"是"，其结果　　　□正常　□异常　□不详

17.2 鼻窦 CT　　　　　　　　□否　□是　□不详
如您选择"是"，其结果　　　□正常　□异常　□不详
17.3 食道 24 小时 pH 监测　　□否　□是　□不详
如您选择"是"，其结果　　　□正常　□异常　□不详

18. 从首次出现发作性咳嗽症状以来，您对自己目前咳嗽状严重程度发展趋势的评价如何

□症状逐年加重　□症状和过去比变化不大　□症状逐渐减轻
□目前已无症状

选择后两项请回答第 19 题，选择前两项请直接跳至第 20 题。

19. 如果有症状逐渐减轻或已无症状，请选择并填写症状减轻或已无症状的年数

□症状已减轻＿年　□已无症状＿年

20. 您是否治疗过您的咳嗽症状

□否　□是　□不详

第四篇

／

皮肤过敏

118. 皮肤过敏需要忌口吗

　　过敏性皮肤病患者饮食应禁忌属于"发"性的食物，因为中医学认为食用辛辣刺激食物及鱼、虾海鲜类等肥甘厚味后，会滋长湿热而加重病情。如鸡蛋、鱼、虾、海鲜等，可诱发皮肤过敏，如出现红斑、丘疹等。酒类、葱、蒜、韭菜等可引起皮肤毛细血管扩张、血流增快，使原有病情加重或迁延不愈。饮酒可通过酒精刺激，直接引起皮肤毛细血管扩张及血流加速，出现红斑、发热、皮损变红等皮肤反应，草莓是组胺释放剂，吃了它就可以引起体内组胺水平的升高，使人出现荨麻疹、红斑等症状。变质的鱼、虾本身就含有大量的组胺，食入以后自然会发生皮肤反应。

119. 什么是化妆品皮炎

　　化妆品皮炎是指人们在日常生活中使用化妆品引起的皮肤及其附属器的病变，是一组有不同临床表现、不同诊断和处理原则的临床症候群。它是日常生活中使用以护肤或美容为目的的化妆品或应用油彩等引起的皮肤不良反应的一组皮肤病，有化妆品使用或接触史、临床表现，停止使用后即可消退，再次接触又可发生。包括一些润肤、增白、防晒、祛斑及唇膏等过敏所致的接触皮炎、色素沉着斑以及染发皮炎、油彩皮炎、冷烫精皮炎等。

120. 什么是接触性皮炎

　　接触性皮炎是皮肤或黏膜单次或多次接触外源性物质后，在接触部位甚至以外的部位发生的炎症性反应。表现为红斑、肿胀、丘疹、水疱甚至大疱，在接触部位或身体暴露部位突然发生境界清晰的急性皮炎，皮疹多为单一形态，除去原因后皮损很快消退，容易诊断。当病因不明或与数种接触物接触，需要寻找病因时，可做斑贴试验。

121. 过敏性皮肤病的预防要点有哪些

（1）日常要注意顺应四时气候的变化，免受六淫之邪。如春阳初升，要衣着适当；夏季炎热，切忌贪凉饮冷；秋风萧瑟，宜及时添衣；冬日严寒，宜衣食温暖，外慎寒气。

（2）保持心情调畅，避免忧郁恼怒等情志不舒。

（3）锻炼身体，增强体质。

（4）避免接触过敏原。

122. 什么是家庭主妇皮炎

这是指从事家务劳动的妇女频繁接触洗涤剂和水，引发的手部以湿疹样皮炎为主要表现的一种皮肤病。洗涤剂中含较多的磷化合物，促使接触皮肤表面脱脂，生理屏障受到破坏，各种化学物质及无机盐更易于突破皮肤屏障，从而引起临床上的急、慢性皮肤炎症。一般在接触洗涤剂和水后，大部分人在 48 小时内发病。表现为腕以下手部皮肤散在分布针头至粟粒大的红斑、丘疹、丘疱疹，伴剧烈瘙痒，停止接触 2 天后可自行缓解。常见致敏洗涤剂强弱依次为洗衣粉＞肥皂＞洗洁精＞香皂＞水。

123. 什么是"风疙瘩"

风疙瘩也叫"冷风疙瘩""风片""风疹块",即风团,是荨麻疹的典型症状,主要是因为真皮水肿,皮肤毛细血管和小血管扩张充血,淋巴管扩张及血管周围轻度炎症细胞浸润,组织液通过毛细血管渗透到皮下组织,就像蚊子叮咬后起的扁平的、高起皮肤的隆起,一般都会瘙痒难耐,频繁发作,非常痛苦,影响生活质量。大概有20% 的人一生至少发生一次荨麻疹。荨麻疹的病因很多且杂,食物、药物、冷热刺激、花粉、昆虫叮咬、病毒细菌感染、精神紧张等都可以诱发。

124. 荨麻疹的分类和临床表现有哪些

荨麻疹按照发病时间分为急性和慢性。其中急性荨麻疹时间不超过 6 周,引起原因有食物、药物、昆虫等过敏,感染,不明原因等。慢性荨麻疹发病时间一般超过 6 周,其发病原因 40% 是自发性,还有 50% 是无法解释的。诱发性荨麻疹是指可以通过刺激触发的荨麻疹。例如压力、冷、热、阳光、振动和水诱发的。还有其他形式诱导的荨麻疹,如胆碱能型荨麻疹,由于热、情绪、运动诱发,最后是单独由体育锻炼引起的荨麻疹形式,或与另一种促成因素相关的运动。

125. 如何治疗荨麻疹

（1）急性荨麻疹的主要治疗方法是避免触发,在喉部发生水肿时建议使用肾上腺素,另外根据需要定期服用第二代抗组胺药。

（2）慢性荨麻疹可以根据需要或定期服用非镇静的抗组胺药，大多数患者对这种治疗反应良好。

（3）诱导性荨麻疹有必要确定刺激原因并避免，抗组胺药可以在持续暴露于触发器的情况下提供一定程度的保护。

（4）其他形式的荨麻疹和血管性水肿，必须与其他形式的急性和慢性自发性荨麻疹区别开来，以便正确治疗。

126. 治疗荨麻疹的常用食疗方法有哪些

除了正常药物治疗和避免接触过敏原之外，日常的饮食调养很重要，从中医辨证施膳角度来看，具体方法如下：

（1）风寒型荨麻疹食疗菜谱

生姜桂枝粥：生姜10片，桂枝3克（研末），粳米50克，红糖30克，煮稀粥食，每日1～2次。

（2）风热型荨麻疹食疗菜谱

冬瓜芥菜汤：冬瓜200克，芥菜30克，白菜根30克，芫荽5株，水煎，熟时加适量红糖调匀，即可饮汤食用。

（3）气血两虚型食疗菜谱

①牛肉南瓜条：牛肉300克，南瓜500克，牛肉炖七成熟，捞出切条，南瓜去皮、瓤，洗净切条，与牛肉同炒即可。本品具固卫御风之功，主治荨麻疹属风寒者，皮疹色淡呈丘疹状，遇寒尤剧者。

②醋姜汤：姜50克，醋半碗，红糖100克。同烧汤，去渣温饮。每次1小杯，每日2～3次。具有活血消肿，散寒止痒之功效，主治因食鱼蟹等引起的荨麻疹瘙痒难忍者。

127. 治疗荨麻疹常用的中成药有哪些

（1）防风通圣丸

功能：解表通里，清热解毒。

主治：用于表里同病，气血俱实之荨麻疹等。

用法用量：口服，每次 6 克，每日 2 次。

（2）消风止痒冲剂

功能：疏风清热，除湿止痒。

主治：用于风热束表证之荨麻疹等。

（3）荨麻疹丸

功能：祛风清热，除湿止痒。

主治：用于风热束表证之荨麻疹等。

用法用量：口服，每次 10 克，每日 2 次。

（4）银翘解毒丸

功能：疏散风热，清热解毒。

主治：用于风热所致的急性荨麻疹。

用法用量：口服，成人每次 9 克，每日 2 次。

（5）玉屏风颗粒

功能：益气，固表，止汗。

主治：用于表虚感受风邪所致的荨麻疹等。

（6）肤痒冲剂

功能：祛风活血，除湿止痒。

主治：用于风袭血瘀证之荨麻疹。

（7）皮肤病血毒丸

功能：清热解毒，凉血消肿，祛风止痒。

主治：用于血热风燥证之急性荨麻疹等。

128. 什么是湿疹？该如何鉴别

湿疹是由多种内外因素引起的瘙痒剧烈的一种皮肤炎症反应。皮损具有多形性、对称性、瘙痒和易反复发作等特点，严重影响生活质量。病因尚不明确，发病多与过敏反应有关。内因包括系统性疾病（内分泌、营养、感染及肿瘤等）和免疫功能异常以及遗传因素。外部因素包括环境和食品中的过敏原、微生物以及温湿度变化、日晒等，这些都可诱发或加重湿疹。任何年龄、部位、季节均可发病，尤其儿童易患病。湿疹常发于颜面部、耳后、四肢屈侧、乳房、手部、阴囊等。

临床上湿疹常与皮肤癣、痱子和皮疹进行鉴别。

湿疹的特点是痒，有时难以忍受，可能影响睡眠，难看而且外形多样，急性期可以表现为皮肤发红，慢性期表现为皮肤干燥、粗糙和肥厚。

皮肤癣是由真菌感染引起的皮肤病，皮肤上发红、起小水泡和蜕皮，有痒的感觉。皮肤癣发生的部位不同，叫法也不一样，如手足癣、体股癣、头癣和花斑癣。癣具有一定的传染性，治疗上需要使用抗真菌软膏，严重的还需要口服抗真菌药物。

痱子主要和出汗多引起汗孔闭塞有关，多发于头皮、额头、颈部和腋下。皮肤红，上面有密密麻麻的针头大小的疙瘩，有时带脓头，有痒、刺痛和热辣辣的感觉。这时要处在凉爽的环境，保持身体干爽，可以在 1 ～ 2 天内缓解。

皮疹泛指皮肤上所有的改变，而不是明确的诊断。

129. 湿疹发生的原因有哪些

湿疹发生的原因非常多，如居住环境潮湿、寒冷干燥，进食海鲜，吸入花粉、尘螨，接触动物皮毛，频繁使用洗涤剂等都可能发生湿疹。总之，具有过敏体质的人在内外因素夹击下容易导致皮肤屏障功能下降，外在刺激物容易进入皮肤里面引起炎症，从而发生湿疹。

130. 湿疹的外治疗法有哪些

（1）糖皮质激素外用制剂：具有抗炎、抗过敏、止痒特性，是湿疹等常见过敏皮肤病治疗的一线药物。

（2）钙调神经磷酸酶抑制剂：用于对糖皮质激素或其他疗法反应不佳或不宜用糖皮质激素的 2 岁以上患者，如他克莫司、匹美莫司。

（3）抗感染外用制剂：由于细菌或真菌可诱发或加重皮炎或湿疹，配合糖皮质激素使用有利于控制炎症，如莫匹罗星、夫西地酸软膏。

（4）止痒剂：5% 多塞平霜、辣椒辣素、氟芬那酸丁酯软膏等外用均有减轻瘙痒作用。

131. 湿疹的物理疗法有哪些

湿疹反复发作，迁延不愈，近年来除了药物治疗以外，物理疗法广泛地用于湿疹的治疗，效果良好。

光疗和光化学疗法：①光疗法。目前治疗湿疹使用的光疗方法主要有 UVA 光疗，即长波紫外线（340 ～ 400 纳米）照射治疗和 UVB 光疗，即中波紫外线（290 ～ 320 纳米）照射治疗。②光化学疗法。光化学疗法（PUVA）指内服或外用光敏剂后接受长波紫外线

（UVA）照射皮肤的治疗方法，如激光治疗、放射治疗。

132. 湿疹的食疗方法有哪些

湿疹患者饮食宜清淡，忌食肥甘厚味及辛辣等发物，配合饮食疗法效果更佳，食疗方易配制且效果佳。

（1）薏米粥：薏仁米50克以常法煮粥，米熟后加入淀粉少许再煮片刻，再加入砂糖、桂花少量调匀后食用，有清热利湿、健脾和中之效，用于治疗婴儿湿疹。

（2）苍耳子防风红糖煎：苍耳子60克，防风60克，红糖25克。将苍耳子、防风加水浓煎熬膏，加红糖，每次2匙，沸水冲服，用于治疗风热型湿疹。

（3）绿豆海带汤：绿豆30克，薏仁米30克，海带20克，水煎，加红糖适量服，每日1～2次。

（4）胡萝卜汤：新鲜白菜100克，胡萝卜100克，蜂蜜20毫升。将白菜、胡萝卜洗净，切碎，按2碗菜1碗水的比例，先将水煮沸后加菜，煮5分钟即可食用，饮汤时加入蜂蜜，每日2次。

133. 什么是药疹

药疹又称药物性皮炎，是药物通过口服、外用和注射等途径进入人体而引起的皮肤黏膜的急性炎症反应，相当于中医学"药毒"的范畴。中医学认为本病总由禀赋不耐，邪毒侵犯所致。根据患者体质、病邪性质及疾病病程的不同又有湿毒蕴肤、热毒入营、气阴两虚之分。药物都有可能引起药物性皮炎，但最常见的有抗生素类、磺胺类、解热镇痛药、巴比妥类、安眠药及各种预防接种的生物制品。近年来也有较多关于中药、中成药引起药疹的报道。

134. 引起药疹的常见药物有哪些

（1）抗生素：包括半合成青霉素（如氨苄西林和阿莫西林）；磺胺类，如复方磺胺甲噁唑（SMZco）引起的药疹较多；呋喃唑酮（痢特灵）、链霉素、四环素、氯霉素、土霉素等也容易引起药疹。

（2）解热镇痛类：如阿司匹林、氨基比林、对乙酰氨基酚、保泰松等。

（3）镇静催眠药及抗癫痫药：如苯巴比妥、苯妥英钠、甲丙氨酯（眠尔通）、卡马西平等。

（4）异种血清及疫苗：如破伤风抗毒素、狂犬疫苗、蛇毒免疫血清。

（5）中药：如葛根、鱼腥草、穿心莲等 30 余种；复方成药，如牛黄解毒片等；部分注射液，如复方柴胡注射液、穿心莲注射液等。

135. 什么是激素依赖性皮炎

糖皮质激素依赖性皮炎是因长期反复不当地使用外用激素引起的皮炎。表现为外用糖皮质激素后原发皮损消失，但停用后又出现炎性损害，需反复使用糖皮质激素以控制症状且病情逐渐加重。具体表现为应用激素药物后，原发病病情可得到迅速缓解，停药 1～2 日内，用药部位皮肤发生红斑、丘疹、皲裂、脱屑、小脓疱、瘙痒和触痛等症状，局部有明显自觉瘙痒感或灼热感，如再用该药，上述症状和体征会很快减退，如再停药，皮炎症状又迅速再次发作，而且逐渐加重，对激素的依赖性较为明显。目前，临床对激素依赖性皮炎尚无理想疗法，主要是逐渐递减激素药物的用量。

136. 中药也能引起过敏反应吗

近年来，随着中草药的广泛应用及剂型改革，中药引起的药物过敏反应也越来越多。中药引起的过敏反应主要有以下几类：

（1）全身过敏反应：临床表现为四肢麻木、大汗淋漓、面色苍白、胸闷气短、血压下降等。常见的药物：口服的牛黄解毒丸；肌肉注射的板蓝根、穿心莲、柴胡；静脉滴注的复方丹参注射液等。

（2）皮肤过敏反应：主要表现为荨麻疹、猩红热样皮疹、麻疹样皮疹、多形红斑、湿疹样皮疹。常见中药：煎服蒲公英、熟地黄、木香、砂仁、金钱草、瓦楞子、土鳖虫、天竺黄等；口服的复方丹参片、牛黄解毒丸（片）、犀黄丸等；肌肉注射的板蓝根注射液、柴胡注射液等。

（3）局部过敏反应：如口服六神丸、枇杷膏，可以引起喉头水肿。

137. 皮肤过敏者平时应注意什么

关注日常生活习惯：多饮水，多食蔬菜、水果，少食辛辣、油腻、煎炸食物，戒除烟酒等不良嗜好。生活作息规律，保证足够睡眠时间，避免过多熬夜。保持乐观向上生活态度。起居有常，冷暖适宜。过敏体质者尽可能避开过敏原。患病期间，饮食宜清淡。避免搔抓，因痒而抓、愈抓愈痒、痒则更抓，恶性循环，皮损加重。不能频繁更换化妆品，换前也要先试用。劳逸结合，适宜锻炼。

138. 预防小儿过敏性皮肤病应注意的问题有哪些

很多过敏性疾病都是自幼发病，如最常见的特应性皮炎、湿疹都是婴儿期就有发病。婴幼儿患者，2个月大后过敏抗体逐渐增多，比较容易发生过敏，要尽早采取措施加以预防。

（1）控制饮食。婴儿原则上应以母乳喂养为主，至少减少喂养牛奶或含牛奶的食物，以减少发病机会。常见的致过敏食物有牛奶、鸡蛋和大豆。一旦确诊某种食物过敏，根治较难，但可采取预防措施：①选择性避食，食物过敏不能脱敏，最好的办法是不再食用。②加热，大多数食物经过加热致敏性可以减低。

（2）要有良好的生活环境。尽可能减少接触吸入性过敏原，卧室内不宜摆设太多家具，尤其是地毯、沙发等，家中不饲养猫、狗、鸽子等宠物。

139. 老年人如何预防过敏性皮肤病

老年人随着年龄增长，生理功能自然退化，免疫功能随之减退。虽然过敏现象随年龄增长而缓慢降低，也并不意味着老年人就不会再过敏了。反之，由于老年人在生活方式上的改变，一些过敏性疾病在老年人中会变得更加常见。

（1）药物过敏：老年人用药的机会较年轻时增加，部分人还要服用保健药品，这些药品往往是在长期反复应用之中，较容易发生过敏。由于所用的药物都是常备药，一般不容易想到相关症状是这些药造成的，从而导致过敏症迁延不愈，需要老年人给予重视。

（2）染发剂过敏：老年人使用染发剂概率较大，部分老人就会出现染发皮炎，尤其在初次使用时一定要注意过敏症的发生，一旦有瘙痒、皮疹等过敏症状，应立即停用。

（3）义齿过敏：老年人易出现牙齿缺损、脱落，多会安装义齿和进行修补，义齿长期接触口腔黏膜等，会出现黏膜溃疡、牙龈红肿等过敏症状，一旦出现不适，要及时与医师沟通、诊疗。

（4）眼镜框架过敏：最好要更换眼镜框架的材料或者把镜架与皮肤接触的部分用纱布或绸布等柔软的材料包起来，避免直接接触。

（5）室内污染源过敏：人到老年户外活动必然比年轻时减少，而在室内逗留的时间相对增多。在近代的居室中，常有不少化学污染源可能会引起过敏。平时老年人的卧室和起居室，无论冬夏均应每天定时通风换气。

140. 什么是染发皮炎

染发皮炎属于接触性皮炎，是一些人的皮肤对染发剂成分的过敏反应。具体临床表现：染发者可在 1 ~ 2 天内发病，早期表现为头皮红斑，继而肿胀、渗出、糜烂，自觉瘙痒、灼热等，严重者头皮及面部特别是眼睑和耳郭高度肿胀。如果在急诊期处理不及时，可演变成亚急性皮炎，此时红肿减轻，丘疹、水疱干涸，出现鳞屑、结痂，仍感瘙痒。由于反复搔抓刺激，头皮增厚。

141. 不适宜染发的人群有哪些

（1）头皮有毛囊炎、皮肤溃疡和对染发剂过敏者。

（2）有湿疹、过敏性鼻炎、哮喘等过敏性体质患者。

（3）孕妇禁止染发，哺乳期女性染发要慎重。

（4）准备生育的夫妻尽量不要染发。

（5）老年人、代谢差的人尽量不要染发。

142. 染发前的准备有哪些

在染发前可以做一简单的过敏试验，取少许染发剂涂在前臂皮肤，观察 5 ~ 10 分钟，无异常反应后方可小心染发，若受试部位皮肤潮红、瘙痒，说明对该染发剂过敏，绝对不能使用。但这种试验也不是百分之百地能筛查出是否对染发剂过敏，有些人过敏还和剂量的多少有关。

143. 什么是尿布皮炎

尿布皮炎属于接触性皮炎，它主要由粪便中的蛋白酶、酯酶及细菌分解尿素造成 pH 升高等因素引起，使用防护霜或尿不湿可以更好地预防本病。有规律地清洗，勤换尿布会有帮助，治疗主要用含氢化可的松及抗真菌药的复合药物治疗，治疗过程中，注意排除继发感染。

144. 什么是皮肤划痕症

皮肤划痕症也称为人工性荨麻疹，是皮肤过敏症状中的一种特殊类型。简单说来，皮肤划痕症就是用指甲或某些钝物在皮肤上轻轻划一下，沿着划痕会出现淡红色条索状的风团样隆起，伴有瘙痒，可单独发生或与荨麻疹同时发生。病理学中，它是皮肤血管产生的过敏反应，这种状况的形成是由内因和外因共同作用导致的。皮肤划痕症症状出现后，持续半小时左右即可消退，但会有轻度的瘙痒感。如果这时洗热水澡，会使皮肤瘙痒的症状加重，使病程变长。

附件6　皮炎或接触性皮炎初筛问卷

1. 您是否有过至少连续6个月反复发作的发痒的皮疹

　　□否　□是

　　如您选择"是"，此痒疹首次发作的年龄是 ___ 岁。

2. 最近12个月内，上述皮疹是否发作过

　　□否　□是

　　如选择"否"，请直接跳到问题5。

3. 最近12个月内，上述皮疹曾有过完全消失吗

　　□否　□是

4. 最近12个月内，您平均有多少次夜间因皮肤发痒而难以入睡

　　□近12个月内无影响　□每周少于1晚受影响

　　□每周1晚或多于1晚受影响

5. 您曾经患过湿疹吗

　　□否　□是

6. 您是否患有接触性皮炎

　　□否　□是

7. 您在最近12个月内是否出现过皮肤水肿性红斑、丘疹、水疱、渗液，并伴有皮肤瘙痒

　　□否　□是

8. 最近12个月内，您的上述皮疹和皮肤瘙痒反复发作吗

　　□否　□是

9. 您认为您的皮疹与接触某些物质有关吗

　　□否　□是　□不详

　　如果您选择"是"，请在下列有关物质中进行选择（可多选）。

　　□金属物品　□染发剂　□化妆品或皮肤护理产品

　　□洗涤剂　□外用药物　□衣物　□植物　□其他　□不详

附件 7   皮炎或接触性皮炎专业问卷

1. 皮疹特点

　1.1 皮疹发生的时间

　1.1.1 请填写您第一次出现症状是在什么时候

　＿＿ 年前，当时的年龄为 ＿＿ 岁或 ＿＿ 月

　1.1.2 您近 12 个月以来是否有症状　　　□否　□是

　1.1.3 您现在是否还有皮疹　　　　　　　□否　□是

2. 您发作时皮肤瘙痒程度　　□无　□轻度　□中度　□严重

3. 皮疹发作频率和持续时间

　3.1 最近 12 个月中，您总共发作几次

　□1 ~ 5　□6 ~ 10　□> 10 次

　3.2 最近 3 个月中，您总共发作几次

　□1 ~ 5　□6 ~ 10　□> 10 次

　3.3 如果不治疗，皮疹可持续多长时间

　□< 4 周　□4 ~ 8 周　□经久不愈

4. 皮疹的部位是（可多选）

　□头面部　□眼睑　□耳部　□唇和唇周　□面颊　□额部

　□颈部　　□胸部　□腹部　□背部　□臀部　□上肢

　□下肢　□手　□足　□外阴 / 肛周　□全身

5. 您的皮疹和病史是否具有以下特点

　5.1 剧烈瘙痒　　　　　　　　　　　　　□否　□是

　5.2 屈侧皮肤湿疹（肘窝、腘窝、踝前或围绕颈一周，10 岁以下儿童包括面颊）　　　　　　　　　　　　□否　□是

　5.3 本人或父母兄弟姐妹有哮喘或过敏性鼻炎　□否　□是

　5.4 有全身皮肤干燥史　　　　　　　　　□否　□是

5.5 肢体屈侧有湿疹   □否   □是

5.6 在 2 岁前发病（适用于大于 4 岁者）   □否   □是

6. 皮炎的病因和诱因

6.1 您同事中有人出现类似皮疹吗   □否   □是   □不详

6.2 您家里其他成员有类似的症状吗   □否   □是   □不详

6.3 出皮疹是否与进食刺激性食物（酒、辣椒）有关

□否   □是   □不详

7. 您认为您的这些症状是否与接触金属物质有关

□否   □是   □不详

7.1 如您选择"是"，请在下列情况中进行选择。

□仅在接触非纯金或非纯银物品时才有症状

□在接触纯金或纯铂金的金属物体时也有症状

7.2 您工作中接触金属粉末或者金属器具吗

□否   □是   □不详

7.3 您是否穿过耳或戴过耳环/钉   □否   □是   □不详

7.4 您是否接触过金属或珠宝饰物或贴身衣服上有金属纽扣或

金属钩   □否   □是

如您选择"是"，穿戴的频率是

□几乎每天   □有时   □偶尔

7.5 您是否有临时性（贴或画上）或永久性纹身（用针刺后染色）

□否   □是

7.6 您是否戴过金属口腔矫形器具矫形治疗或用金属假牙

□否   □是

如果您选择"是"，从 __ 岁开始，已经 __ 年。

8. 您职业中接触水泥/皮革吗   □否   □是   □不详

9. 您接触染发剂吗   □否   □是   □不详

9.1 如您选择"是"，□您职业中接触染发剂 □您自己染发

9.2 您每年染发次数

□不染发 □1 ~ 2次 □3 ~ 5次 □6 ~ 10次 □> 10次

9.3 染发颜色 □以黑色为主 □以彩色为主

10. 您认为您的这些症状在接触化妆品或皮肤护理产品后是否加重

□否 □是

如您选择"是"，请选择和哪些产品相关

□护肤霜 □防晒霜 □面膜 □香水 □洗面奶

□粉底霜 □摩丝 □洗发水 □沐浴露 □香皂

□普通肥皂 □其他

11. 您有什么业余爱好

□画画 □拉小提琴 □园艺 □其他

12. 您的症状在外用药物后是否加重 □否 □是 □不详

如果选择"是"，药物的名称是 ___，成分是 ___。

13. 您的皮炎是否在家里或单位装修后发生或加重

□否 □是 □不详

14. 您的皮炎是否在接触宠物后发生 □否 □是 □不详

15. 您的皮炎是否在接触植物后发生 □否 □是 □不详

16. 您的皮炎是否在接触花粉后发生 □否 □是 □不详

17. 您的皮炎是否在接触食物后发生 □否 □是 □不详

18. 您的皮炎是否在日晒后发生 □否 □是 □不详

19. 湿疹皮炎诊疗情况

19.1 最近12个月内，您因湿疹或皮炎共看病 ___ 次，检查费共计 ___ 元，其中过敏原皮试 ___ 元，斑贴试验 ___ 次，抽血 ___ 元。

19.2 最近12个月内，您本人因湿疹或皮炎请假造成误工或误学共计 ___ 天。

19.3 最近 12 个月，您的家庭成员因照顾患者请假共计 ___ 天。

19.4 您曾被医生诊断为湿疹或皮炎吗 　　　　□否 □是

19.5 医生诊断您对某些物质过敏吗 □否 □是 □说不清

19.6 医生跟您讨论过病因、疗效、治疗副作用吗

□否 □是 □说不清

19.7 医生跟您讨论过情绪对病情的影响吗

□否 □是 □说不清

19.8 您是否相信医生能控制好我的病情

□否 □是 □说不清

19.9 您对用西药控制症状是否有顾虑

□否 □是 □说不清

19.10 对药物的顾虑来自于

□担心药物副作用 □担心药物依赖 □说不清

19.11 是否因对药物有顾虑而尽量不服药或少服药

□否 □是 □说不清

20. 最近 12 个月内，您对自己生活质量的总体评价如何

□很差 □差 □一般 □好 □很好

20.1 请按照实际情况在相应方框中标示 "√"

项目	绝大部分或全部时间（＞2/3 时间）	相当多时间（1/3～2/3 时间）	少部分时间（＜1/3 时间）	从来没有
不敢吃某些食物	□	□	□	□
影响到睡眠质量	□	□	□	□
需要请假	□	□	□	□
皮疹影响外表感到尴尬	□	□	□	□
不能做想做的事情	□	□	□	□

项目	绝大部分或全部时间（＞2/3 时间）	相当多时间（1/3 ~ 2/3 时间）	少部分时间（＜1/3 时间）	从来没有
觉得可能得了某种大病	☐	☐	☐	☐
感到紧张和焦虑	☐	☐	☐	☐
容易着急或生气	☐	☐	☐	☐
因反复发作而感到沮丧	☐	☐	☐	☐
找不到病因而感到苦恼	☐	☐	☐	☐
对治疗效果不满意	☐	☐	☐	☐
对药物副作用感到担心	☐	☐	☐	☐

附件8 药物过敏或严重过敏反应初筛问卷

1.您有药物过敏史吗

□否　□是

如您选择"否"，请直接回答第4题

2.最近12个月，您曾有过用药后瘙痒、皮疹、水肿、呼吸困难、哮喘等药物过敏症状吗

□无　□有

3.如1和2选择"有"，请选择您认为引起过敏症状的药物（可多选）

□抗菌素　□放射造影剂　□解热镇痛药　□抗肿瘤药物

□生物制剂　□抗高血压药和心血管药　□治疗糖尿病药物

□免疫抑制剂　□中药　□疫苗　□麻醉药物　□其他

4.您过去是否曾出现过全身皮痒、风团样皮疹伴呼吸困难、哮喘、声音嘶哑、喉头水肿、血压下降或晕厥

□否　□是

如您选择"是"，请选择在下列哪种情况后出现

□用药后　□进食后　□运动后　□接触某种物质后

□昆虫叮咬　□不详

附件 9　药物过敏专业问卷

1. 您在用以下哪些药物时出现了不曾预料到的反应

1.1 抗生素类

□否　□是　□不详

如果您选择"是"，请选择具体药物

□青霉素 / 头孢类　□磺胺类　□喹诺酮类（氧氟沙星等）

□红霉素类　□氨基糖甙　□甲硝唑 / 替硝唑　□氟康唑

□林可霉素　□抗结核药　□抗病毒药（拉米夫定，恩替卡韦，阿昔洛韦）　□氯喹 / 羟氯喹　□其他

1.2 对阿司匹林及解热镇痛药是否过敏

□否　□是　□不详

如果您选择"是"，请选择具体药物

□阿司匹林　□布洛芬　□乐松　□扶他林　□西乐葆

□其他

1.3 对麻醉手术用药是否过敏

□否　□是　□不详

如果您选择"是"，请选择具体药物

□利多卡因　□的卡因　□普鲁卡因　□静脉麻醉药

□肌松药　□血浆扩容剂（血定安，代血浆）　□其他

1.4 对放射造影剂是否过敏

□否　□是　□不详

如果您选择"是"，请选择具体药物

□泛影葡胺　□优维显　□威视派克　□碘海醇

□碘必乐　□伊索显　□其他

1.5 对抗高血压药及心血管用药是否过敏

□否　□是　□不详

如果您选择"是"，请选择具体药物

□氢氯噻嗪　□呋塞米　□卡托普利/依那普利/福辛普利

□氯沙坦/缬沙坦　□β受体阻滞剂（心得安、倍他乐克、阿替洛尔、索他洛尔、比索洛尔）□硝苯地平/氨氯地平　□其他

1.6 对降血脂药是否过敏

□否　□是　□不详

如果您选择"是"，请选择具体药物

□吉非贝齐（洁脂，脂必清）□氯倍丁酯　□烟酸

□洛伐他汀/普伐他汀/亲伐他汀/阿托伐他汀

□考来烯胺/考来替泊　□其他

1.7 对内分泌用药是否过敏

□否　□是　□不详

如果您选择"是"，请选择具体药物

□优降糖　□瑞易宁　□达美康　□糖适平　□二甲双胍

□拜糖平　□胰岛素　□甲巯咪唑（他巴唑）□丙基硫氧嘧啶

□左甲状腺素（优甲乐）□碘剂　□其他

1.8 对胃肠道用药是否过敏

□否　□是　□不详

如果您选择"是"，请选择具体药物

□奥美拉唑　□雷尼替丁片　□法莫替丁片　□硫糖铝

□枸橼酸铋　□吗丁啉　□其他

1.9 对疫苗及生物制剂是否过敏

□否　□是　□不详

如果您选择"是"，请选择具体药物

□破伤风抗毒素　□狂犬病疫苗　□流感疫苗　□过敏原制剂
□乙脑疫苗　□百白破疫苗　□小儿麻痹疫苗　□乙肝疫苗
□其他

1.10 对抗肿瘤药物是否过敏

□否　□是　□不详

如果您选择"是"，请选择具体药物

□顺铂　□卡铂　□紫杉醇　□L－门冬酰胺　□其他

1.11 对免疫抑制剂是否过敏

□否　□是　□不详

如果您选择"是"，请选择具体药物

□硫唑嘌呤（依木兰）　□甲氨蝶呤　□霉酚酸酯（骁悉）
□环磷酰胺　□环孢素　□柳氮磺胺吡啶　□雷公藤
□青霉胺　□他克莫司　□胸腺肽　□干扰素　□转移因子
□人免疫球蛋白　□白细胞介素　□其他

1.12 对中药注射剂是否过敏

□否　□是　□不详

如果您选择"是"，请选择具体药物

□清开灵　□鱼腥草　□双黄连　□黄连素　□银黄
□刺五加　□板蓝根　□穿心莲　□穿琥宁　□脉络宁
□灯盏花　□普乐林　□葛根素　□茵栀黄　□川芎嗪
□肝炎灵　□参麦　□复方丹参　□柴胡　□复方柴胡
□复方当归　□复方地龙　□脑活素　□黄芪　□华蟾素
□蝮蛇抗栓酶　□血栓通　□清热解毒注射液　□藻酸双酯钠
□γ－月见草E　□其他

1.13 口服或外用含以下中药的汤剂、散剂、丸剂或酒剂是否过敏

□否　□是　□不详

如果您选择"是"，请选择具体药物

☐三七　☐天花粉　☐鱼腥草　☐丹参　☐黄芪　☐穿心莲

☐番泻叶　☐板蓝根　☐葛根　☐乳香　☐没药　☐川贝母

☐柴胡　☐大黄　☐人参　☐紫草　☐胖大海　☐大青叶

☐熟地黄　☐木香　☐金钱草　☐鸦胆子　☐雷公藤　☐砂仁

☐辛夷　☐山豆根　☐冰片　☐何首乌　☐灰叶铁线莲

☐野菊花　☐紫菀　☐苍术（赤术、青术、仙术）　☐款冬花

☐红花　☐小蓟　☐大蓟　☐蒲公英　☐苍耳　☐茵陈

☐青蒿　☐牛蒡子　☐佩兰　☐蟾蜍　☐水蛭　☐蜈蚣

☐土鳖虫　☐地龙干　☐白僵蚕　☐蜂乳　☐雄黄

☐石膏　☐海螵蛸　☐瓦楞子　☐补骨脂　☐白芷　☐天竺黄

☐荆芥　☐防风　☐沙参　☐其他

1.14 是否口服过以下中成药

☐否　☐是　☐不详

如果您选择"是"，请选择具体药物

☐牛黄解毒片　☐银翘解毒片　☐快胃片　☐云南白药

☐大活络丸　☐小活络丸　☐牛黄上清丸　☐六神丸

☐桂龙咳喘宁　☐心脑舒通　☐清开灵片　☐水蛭胶囊

☐壮骨伸筋丸　☐地奥心血康　☐三九胃泰　☐板蓝根冲剂

☐心清宁片　☐络欣通片　☐复方丹参片　☐正清风痛宁片

☐银黄含片　☐大黄苏打片　☐复方桔梗片　☐复方甘草片

☐复方颠茄片　☐五味子糖浆　☐急支糖浆　☐枇杷膏

☐华佗再造丸　☐跌打丸　☐正天丸　☐藿香正气水　☐其他

1.15 对外用中药制剂是否过敏

☐否　☐是　☐不详

如果您选择"是"，请选择具体药物

☐红花油 ☐京万红搽剂 ☐筋骨宁贴剂 ☐阳和膏

☐麝香壮骨膏 ☐云南白药 ☐白敬宇眼膏 ☐其他__

1.16 对中西药合剂是否过敏

☐否 ☐是 ☐不详

如果您选择"是",请选择具体药物

☐维 C 银翘片 ☐复方大青叶片 ☐感冒清 ☐速效伤风胶囊

☐其他

2. 您从用药到出现反应的时间是多少,请填写出相关药物名称
及反应时间

药物名称__,__分钟 / __小时 / __天 / __周。

3. 您发生药物不良反应的用药途径是什么

药物名称__。

☐静脉输液 ☐口服 ☐肌肉注射 ☐皮下 / 皮内注射

☐外用

4. 您曾有过用某些外用药之后出现用药部位皮疹吗

☐否 ☐是 ☐不详

如果您选择"是",请指出是以下哪种外用药

☐中药贴剂 ☐外用抗生素制剂 ☐外用抗真菌制剂

☐外用抗病毒制剂 ☐外用消毒制剂(碘酊、红汞)

☐外用维甲酸制剂 ☐外用糖皮质激素 ☐外用润滑剂

☐外用止痛药 ☐其他

5. 上述症状的出现是您在首次使用某药物时诱发的吗

☐否 ☐是 ☐不详

6. 当再次使用上述药物时,您的"过敏症状"会重复出现吗

☐否,当我再次使用上述药物时,上述症状没有出现

☐是,当我再次使用上述药物时,上述症状再次出现

□不清楚，我未再使用引起上述症状的药物

7.您的药物过敏症状在首次使用的情况是

□首次使用没有过敏症状

□首次使用过敏药物后数分钟至数小时之内发生

□首次使用过敏药物后数天内发生

□首次持续使用过敏药物数天或数周以后发生

8.当再次或重复使用同一药物时，您药物过敏症状的情况如何

□再次使用时没有过敏症状

□再次用同一药物后立即发生

□再次用同一药物后数天或数周以后发生

□再次持续使用同一药物数天或数周以后发生

9.您首次出现药物过敏的年龄是__岁。

10.您对自己药物过敏的认识是否仅依据以往您曾在医院做的青霉素或其他药物皮肤试验阳性结果

□否　□是　□不详

选择"否"请直接回答第15题。

11.您是否用过出现阳性皮肤试验结果的药物

□否　□是　□不详

12.您在得知自己对某药的皮试结果阳性以后，有重复做过此药物的皮肤试验吗

□否　□是　□不详

13.如果第12题选择"是"，您重复皮肤试验的结果是否与第一次的结果一致

□否　□是　□不详

14.您对自己药物过敏的判断是由下列哪些人员做出的

□医生　□你自己　□你的家人　□其他人

15. 医生是否为您做过如下试验来明确您的药物过敏

□否　□是　□不详

如果您选择"是"，您曾经接受过哪些药物过敏检查

□药物斑贴试验　□皮肤点刺试验　□皮内试验

□血清 sIgE 检测　□药物激发试验　□生物共振检测

16. 您认为您的药物过敏影响您所患疾病治疗的程度是

□可用其他非过敏药物替代，对疾病的治疗无影响

□可用其他非过敏药物替代，对疾病治疗影响轻微

□其他非过敏替代药物疗效不如过敏药物，对疾病治疗有影响

□无其他替代药物 对疾病治疗影响很大

17. 药物过敏对您以后选择其他药物的影响程度是

□对治疗其他疾病的药物选择无影响

□对治疗其他疾病的药物选择影响轻微

□对治疗其他疾病的药物选择有影响

□对治疗其他疾病的药物选择有明显影响

□非常恐惧，不敢用任何药物

18. 您过去曾经发生药物过敏的次数是

□1～3次　□4～6次　□7～10次　□11～15次

□16～20次　□20次以上

19. 您曾经过敏的药物数量是

□1～3种　□4～6种　□7～10种　□10～15种

□16～20种　□20种以上　□对所有药物过敏

20. 最近12个月，您发生药物过敏的频率是___次。

21. 您过去因药物过敏而采用的治疗方式是什么

□未用药物，等待其自然缓解

□自己口服或外用药物治疗，未去医院

□医院门诊治疗，因药物过敏曾经去门诊求医的次数为__

□医院急诊治疗，因药物过敏曾经去急诊求医__次

□医院住院治疗，因药物过敏曾经住院治疗__次，累积__天

22. 最近 12 个月，您因药物过敏而采用的治疗方式是什么

　　□未用药物，等待其自然缓解

　　□自己口服或外用药物治疗，未去医院

　　□医院门诊治疗，因药物过敏曾经去门诊求医__次

　　□医院急诊治疗，因药物过敏曾经去急诊求医__次

　　□医院住院治疗，因药物过敏曾经住院治疗__次

23. 在发生药物过敏时，您接受了下列哪些治疗

　　□停用可疑药物　□局部用药　□口服抗组胺类药

　　□肌注抗组胺类药　□口服皮质激素　□肌注皮质激素

　　□静脉输入皮质激素　□吸入或雾化吸入平喘药

　　□中药治疗　□其他治疗

24. 您的药物过敏症状通常在多长时间内能彻底缓解（停止治疗后仍无症状）

　　□停药 1 ~ 3 天　□停药 4 ~ 14 天　□停药 2 ~ 4 周

　　□停药 4 ~ 8 周　□停药 9 ~ 12 周后　□停药 3 ~ 6 月

　　□停药 7 ~ 12 月　□停药 1 年以上

25. 得知自己有"药物过敏"后，您是否采取了如下措施预防药物过敏发生

　　25.1 不再使用过敏药物　　　　　　　　　　□否　□是

　　25.2 每次就医或住院时告诉医生和护士自己曾经过敏的药物

　　　　　　　　　　　　　　　　　　　　　　□否　□是

　　25.3 每次都在医院注射药物，注射后在医院观察 30 分钟

　　　　　　　　　　　　　　　　　　　　　　□否　□是

25.4 注意阅读或询问将要使用的复方药物中是否存在使自己过敏的药物成分　　　　　　　□否　□是

145. 儿童过敏后的表现有哪些

过敏是孩子的免疫系统对外来物质的异常反应过程，会随着时间不断变化。过敏主要影响孩子的三大系统：皮肤、消化系统和呼吸系统。皮肤主要表现为瘙痒、红斑、风团样皮疹或急性血管神经性水肿。消化道表现为恶心、呕吐、腹泻、大便带血或黏液。呼吸道表现为鼻痒、打喷嚏、流涕或鼻塞，咳嗽、胸闷、喘息等。

146. 会引起过敏的食物有哪些

常见的引起过敏反应的食物有鸡蛋、豆类、乳类、坚果类、海鲜等，易过敏人群中有一半的人会对鸡蛋或乳制品产生或轻或重的过敏反应。鸡蛋、牛奶是幼儿常见的过敏原。

147. 母乳喂养是否会导致婴儿食物过敏

母乳是婴儿最天然、最理想的营养品，虽然传统观念认为母乳中含有很多免疫成分，有利于婴儿免疫系统的成熟及降低过敏风险，但也有报道提示母乳可能与早期食物致敏有关。尤其是过敏性疾病高危儿，应引起家长和医生的警惕。母乳引起婴儿食物过敏的主要过敏原并不是母乳本身成分，而是经母乳导致的食物过敏。当纯母乳喂养的婴儿被确诊为食物过敏时，进行针对性的饮食回避是治疗首选，同时应对母亲和婴儿进行营养和生长检测，减少母子双方营养不良的风险。

148. 为什么母乳喂养的孩子会出现牛奶蛋白过敏

母乳喂养期间出现牛奶蛋白过敏可能与孩子出生后初期吃过配方乳有关，也可能与母乳喂养期间妈妈饮食有关，还可能与其他添加剂，如钙剂有关。如果孩子出生后进食的第一口奶是配方乳，出现母乳喂养下牛奶蛋白过敏的机会就会很高。如孩子出生后确实需要额外添加营养，可选用水解蛋白配方乳。

149. 喝牛奶的孩子出现过敏症状，可以换成羊奶吗

目前没有研究表明羊奶粉具有低敏性。羊奶蛋白与牛奶蛋白有高达92%以上的相似性，所以对牛奶蛋白过敏的婴儿不能用羊奶粉喂养。

在预防过敏方面，推荐纯母乳喂养或部分水解配方乳。活益生菌可预防和治疗过敏。纯母乳直接喂养是活益生菌提供的最佳方式，如果确定孩子是牛奶蛋白过敏，只能接受深度水解或氨基酸配方乳。

150. 如何给湿疹患儿洗澡

湿疹孩子洗澡不可过于频繁，每周 1 ~ 2 次为宜。夏季可适当增加洗澡次数，但也应保持皮肤干燥，不可让孩子长时间泡在水里。湿疹孩子洗澡时，应用弱酸性、无刺激的婴幼儿沐浴液，切不可用碱性皂液清洗。如果使用沐浴液之后湿疹扩散，就不要用了。在进行擦洗时，要特别注意清洗皮肤的皱褶处，湿疹皮损处勿用水洗。

洗完后，抹干孩子身上的水分，再涂上药膏。不建议涂爽身粉，因为孩子有可能将其吸入肺内。

151. 湿疹患儿如何用药

不是任何时候都可以把所有标有治疗湿疹的霜或膏给孩子使用，不同程度的湿疹使用的药物有所不同。如果皮肤有裂口、渗出，有些药物成分就会经破溃的皮肤进入血液，加重或引起新的过敏。

当孩子湿疹出现了皮肤破溃，在受损的皮肤上只能使用激素和抗生素，促使破损尽快恢复，否则会出现皮肤感染，导致湿疹顽固。当皮肤裂口愈合后，表面变光滑了，但还有红、痒等表现时，才能涂抹其他的霜、露或膏。

152. 孩子湿疹期间是否可以接种疫苗

对于孩子湿疹期间能否接种疫苗，应该考虑引起湿疹的原因，如果孩子对鸡蛋过敏，不建议接种流感疫苗、部分狂犬病疫苗等。如果湿疹严重，可先通过药物治疗湿疹，待湿疹好转后再进行疫苗接种。另外，如果因接种疫苗过敏，不建议再次接种相同的疫苗。

153. 孩子出现荨麻疹该如何应对

对于预防或治疗荨麻疹来说，明确诱因是关键。对于无法避免的过敏原，可以采取脱敏或预防性服药的方式来减缓症状。药物治疗只是为了缓解荨麻疹带来的不适与急性变化，但这只能解决一时的问题，并不能消除引起荨麻疹的原因。若过敏原找不到，荨麻疹还会反复出现。因此，寻找过敏原，及时有效地回避过敏原是治疗过敏的第一步。

154. 如何知道孩子是紫外线过敏了

盛夏外出归来后，觉得被阳光照到的部位有瘙痒感，而且瘙痒感在短时间并没有消退下去，皮肤在阳光下接受照射的时间越长，瘙痒感就越严重，持续时间可达 24 ~ 48 小时，甚至更长时间。如果孩子有这样的情况，就有可能是紫外线过敏了。

紫外线过敏是指皮肤受到紫外线的照射，使被照射皮肤出现红、热、灼、痛现象的过程，也就是通常所说的光敏，这是由于人体内有少量光感物质，这些物质经紫外线照射后会刺激免疫系统发生异常变态反应，表现为被太阳照射的皮肤部位出现红疹、丘疹、风团或者水疱等过敏反应典型特征。

155. 如何区别紫外线过敏与晒伤

紫外线过敏症状更多是丘疹、红斑、水疱等过敏性症状，导致的伤害很有可能伴随整个夏季，直到秋冬季时节紫外线不那么强的时候才停止。晒伤只是简单的脱皮和灼痛，且晒伤多是经受强烈的暴晒后 3 ~ 4 天开始出现脱皮现象，并且出现该现象后 1 周内，皮肤就会恢复原样，而且没有不适的感觉。

156. 孩子紫外线过敏应如何应对

如果孩子紫外线过敏的症状较重，最好去医院就诊。主要采用局部外用药物疗法，以消炎、安抚、止痛为原则，可以外搽炉甘石洗剂。有全身症状的孩子可以口服少量镇静剂和抗组胺剂，并给予补液或其他对症处理。尤为重要的是防止再次暴晒。如果孩子有慢性日光性皮炎，可以外用激素类软膏和霜剂。由于孩子皮肤娇嫩，选用口服或外用药物时一定要在医生的指导下进行。

157. 什么是小儿口腔过敏综合征

小儿口腔过敏综合征是一种以食物过敏原为主引起的、由 IgE 介导的口腔黏膜或咽喉部的变态反应性疾病，患了该病的孩子往往伴有全身性荨麻疹、过敏性鼻炎或哮喘等其他系统的过敏症状，因此称为小儿口腔过敏综合征。口腔过敏综合征是一种典型的食物过敏反应，孩子如果在吃了东西几分钟后出现口腔周围及咽喉部瘙痒、刺痛和红肿甚至全身过敏症状，那么孩子很可能患了口腔过敏综合征。

158. 口腔过敏综合征的发病机制是什么

过敏体质的孩子对食物过敏原的高度敏感性是口腔过敏综合征发病的主要原因。口腔过敏综合征的发病机制：孩子的口腔黏膜接触过敏原→巨噬细胞传递抗原信息→T 淋巴细胞功能下降→体内 IgE 合成增加→口腔黏膜处于致敏状态。

159. 容易导致口腔过敏综合征的食物有哪些

孩子患口腔过敏综合征病因比较复杂，但食物过敏往往是重要原因，而且食物作为一种诱发口腔过敏的因素往往是终身性，通过皮试、食物激发试验可以确定过敏食物的种类。据国外研究证实，引起口腔过敏综合征的食物包括以下几种：坚果类（腰果、花生、开心果、核桃、榛子、杏仁等）、水果类（芒果、桃子、菠萝、香蕉、樱桃、荔枝、橘子、杏、柠檬）、其他（食品添加剂）、粮食类（荞麦、面粉）、蔬菜类（香菜、韭菜、番茄）、动植物蛋白（豆类及豆制品、鸡蛋、牛奶、虾等）。

160. 如何治疗小儿口腔过敏综合征

对于小儿口腔过敏综合征，查清过敏原、进行有的放矢的预防应该是第一位的。应重点关注过敏前后的饮食种类和进行相关的过敏原免疫检测，通过避免食用可疑的过敏食物即可有效地预防发作。

（1）食物免疫耐受治疗：从食用极少量过敏食物开始，并以克计算来逐渐增加食物数量，使患儿对过敏食物逐渐产生耐药性。

（2）糖皮质激素治疗：在急性发作期可以考虑口服泼尼松，或肌注或静脉使用地塞米松或甲强龙等糖皮质激素。

（3）抗组胺药物：目前临床常用的疗效好、不良反应较小的抗组胺药物有：西替利嗪、氯雷他定、非索非那定、巴斯汀、氮卓斯汀和咪唑斯汀等。

（4）孟鲁司特钠和扎鲁司特等，对口腔过敏综合征的速发相和迟发相症状有明显改善作用，与抗组胺药物联合使用效果更好。

（5）病情较重，如出现喉头水肿、过敏性休克时应立即皮下或肌内注射肾上腺素，同时静脉应用糖皮质激素治疗。合并哮喘急性发作时应及时给予支气管扩张剂，如雾化吸入沙丁胺醇气雾剂。

161. 为什么孩子过敏要查视力

　　过敏性结膜炎往往并发干眼，加重视疲劳，进而引起视力下降，尤其是学龄前儿童，视力发展变化较快，更应该重视视力检查。过敏有时还会出现腹部、关节和肾脏受累的情况。

162. 儿童过敏性结膜炎与成人一样吗

　　儿童过敏性结膜炎与成人一样。其发病机制都是由于机体对过敏原产生变态反应而诱发局部及全身黏膜的过敏性反应，过敏性结膜炎是全身过敏性疾病的局部表现。据推测，全球 20% 的人患过过敏性结膜炎，80% 的过敏性结膜炎为急性过敏。儿童表现为眼痒、眼红、怕光、揉眼及频繁眨眼，多伴有皮肤慢性湿疹及过敏性鼻炎。过敏性结膜炎是儿童的一种常见病，随着年龄增长，体质增强，过敏症状会逐步缓解，配以适当的药物治疗，完全可以治愈。治疗上与成人相似，都是以抗过敏治疗为主，但是要注意用药的种类和用量有差别。儿童的依从性较差，用药多以家长强迫为主，所以医师应当尽量减少儿童用药的种类，以减少家长和儿童的负担。过敏性结膜炎治疗药物有糖皮质激素眼液、抗组胺药、肥大细胞稳定剂、人工泪液及非甾体类消炎药物。

163. 如何判断孩子患了过敏性鼻炎

　　孩子多在早晨刚睡醒时打喷嚏，连续多于 3 个、鼻塞的严重程度会随着体位而变化。鼻子发痒是小儿过敏性鼻炎最具特征性的表现。孩子会不断用手指或手掌揉搓鼻子，还有不少孩子因为鼻痒而做出歪口、耸肩等奇怪的动作。鼻涕一般是清水样的，但有时因为鼻子堵或感染而鼻涕黏稠。有的孩子眼眶下有灰蓝色的环形暗影或褶皱。

164. 孩子被诊断为过敏性鼻炎该如何应对

药物只是针对过敏性鼻炎导致的症状，而不能解决导致过敏性鼻炎的原因。因此，首先应寻找并确认孩子对什么过敏，是鸡蛋过敏、牛奶过敏，还是其他过敏。如果家长想不到过敏原因，就需进行一些特殊的监测，比如抽血检查、皮肤测定，或者其他一些特殊干预，看孩子有没有什么反应，通过激发试验做出最终判断。

如果孩子被诊断为过敏性鼻炎，不去积极地寻找原因，只是暂时用药物解除症状，但过一段时间后症状还是会出现，而且会越来越重，就会由过敏性鼻炎发展为支气管哮喘。

165. 治疗儿童过敏性鼻炎的方法有哪些

儿童过敏性鼻炎治疗包括：环境控制即避免接触过敏原、药物治疗和免疫治疗。首要目的是控制症状而不是改变儿童的正常功能，其次要防治过敏性鼻炎后遗症的出现。

（1）控制环境避免接触过敏原：是治疗过敏性鼻炎的有效手段。如对花粉过敏，尽量减少花粉季节户外活动；对猫毛过敏，避免接触猫。

（2）口服抗组胺药：常用的是第二代抗组胺药，如氯雷他定、西替利嗪、依巴斯汀等。鼻喷激素对缓解鼻塞、流涕、鼻痒和打喷嚏症状效果明显。鼻减充血剂建议使用不超过1周。

166. 儿童使用鼻激素治疗安全吗

国外有大量的研究显示，长达一年使用鼻喷激素是安全的，并且在呼吸科（支气管哮喘）吸入激素有连续使用两年以上的报道。所以，鼻用类固醇激素喷剂长期使用其安全性是有保证的。鼻喷激素是国际用药指南推荐治疗过敏性鼻炎的一线用药，规范用药 1 个月，症状就能得到很好的控制，但因为存在最轻持续性炎症反应，所以建议持续用药一段时间后，可根据症状控制情况酌情减量。

167. 什么是小儿过敏性咽炎

小儿过敏性咽炎是一种咽部黏膜的炎性疾病，是一种小儿常见的咽喉部的过敏性疾病，小儿过敏性咽炎常与鼻炎、咳嗽等同时发生，并继发于急性鼻炎、急性鼻窦炎、急性咽炎，小儿过敏性咽炎为整个上呼吸道感染的一部分。

168. 怎样鉴别小儿过敏性咽炎与小儿过敏性咳嗽

孩子有咳嗽、打喷嚏、咽部干痒等症状时，要分清是小儿过敏性咽炎还是过敏性咳嗽。

（1）过敏性咳嗽：超过 4 周的无原因的慢性咳嗽，咳嗽呈阵发性刺激性干咳，或有少量白色泡沫样痰。在吸入刺激性气体后可加重，可能会合并打喷嚏、流鼻涕等过敏性鼻炎症状。

（2）过敏性咽炎：干咳，没有痰或者很少痰，嗓子发痒、略有疼痛，嗓子里有异物感。

169. 小儿过敏性哮喘是如何诱发的

孩子患哮喘的确切原因不十分明确，但可确定的是与遗传因素密切相关，而环境因素既是哮喘的发生因素，也是哮喘发作的诱因。一般来讲，孩子春季发作哮喘，可能与吸入花粉有关；秋季发作哮喘，可能与真菌孢子有关；冬季发作哮喘，如果伴有发热，可能与呼吸道感染有关；持续常年发作哮喘，可能与体内感染灶有关，如鼻窦炎、慢性扁桃体炎，也可能与长期密切接触尘螨等有关。

170. 儿童一般什么年龄容易发生哮喘

哮喘的首发症状大部分在 1 岁以前，很多孩子在 6 ～ 9 个月的时候会发生毛细支气管炎或者喘息性肺炎。支气管哮喘的特点就是反复发作，如果孩子在 3 岁之前气管炎超过 2 次，或者不发烧的肺炎超过 2 次，就要考虑其是否患有支气管哮喘。

171. 孩子的哮喘能根治吗

因为哮喘的发生与遗传有一定的相关性，完全根治是不可能的，但是不能因此而放任哮喘的发生。由于哮喘的反复发作可以影响孩子的发育、行为，而且给家长的生活、工作也会带来很大麻烦，积极面对和正规治疗是我们的首选。

172. 随着年龄增长，孩子的哮喘可以自愈吗

哮喘是个自愈性疾病，据调查显示，一个没有得到系统治疗的

哮喘患儿自然缓解率的可能性是 45%，而经过系统治疗的孩子，其缓解率可以高达 95%，因此积极预防和治疗哮喘对于孩子和家长是至关重要的。

173. 治疗孩子哮喘是中医好还是西医好

无论是中医治疗还是西医治疗孩子哮喘，都各有利弊。西医治疗方案规范统一，见效快，疗效可靠，便于掌握。中医主要针对孩子的全身进行调理，如孩子脾胃不好需要调理，这些西医是无法替代的。

174. 三伏贴治疗孩子哮喘有效吗

中医内涵博大精深，包括中医中药、针灸按摩、外用药物敷贴，其中外用药敷贴治疗哮喘只是一个必要补充，建议规范化治疗哮喘。

175. 儿童难治性哮喘应如何管理

管理儿童难治性哮喘需要多学科联合的方法。

（1）难治性哮喘的定义：在哮喘儿童中经过高剂量处方治疗仍然难以治愈的儿童，这些儿童由于未能正确掌握哮喘的基础知识，哮喘控制不佳。

（2）结构化管理：首先鉴别诊断如支气管扩张、闭塞性细支气管炎、呼吸功能失调、异物、气道外部压缩、胃食管返流、心因性、百日咳、囊性纤维化、原发性纤毛运动障碍、气管支气管软化、心脏衰竭、过敏性肺炎等；确定合并症如鼻窦炎、皮炎和食物过敏，在患有严重哮喘的儿童中很常见。

（3）评估可改善因素并且优化，以确定最终的升级治疗。

176. 哮喘患儿可以游泳吗

研究表明，哮喘患儿在哮喘有效控制或缓解期时可以进行游泳，但如果在游泳期间出现胸闷，可以吸入沙丁胺醇或口服顺尔宁，如果每次游泳都会出现胸闷症状建议医院就诊。但同时要注意一些患儿对游泳池中的漂白粉或氯气过敏，或者水太冷，运动过量等问题。如果患儿还有鼻窦炎，那么游泳需要慎重。

177. 如何预防哮喘

小儿过敏性哮喘是否能得到根本控制，关键在于是否能有效预防。一般家庭预防中最重要的就是寻找过敏原，从孩子的生活环境中消除过敏原。常见的过敏原及预防办法：避开外界空气中的花粉或真菌的孢子；避开居室内尘螨及蟑螂；避开各种烟雾及刺激性气体；婴幼儿的哮喘发作往往与呼吸道感染有关。因此，预防感冒和控制呼吸道感染也是预防哮喘发作的重要前提。

178. 考虑咳嗽变异性哮喘的情况有哪些

一般反复咳嗽大于4周，夜间或清晨加重，往往是阵发剧烈干咳。使用抗生素无效，使用平喘药咳嗽减轻。曾患过湿疹、皮肤过敏等。家族中往往有患哮喘的人。

179. 孩子反复咳嗽不好怎么办

如果孩子经常咳嗽，不伴有发热、流涕，干咳很明显，痰少或者无痰，尤其在夜间或早晨严重，影响睡眠，但白天活动时较轻，咳嗽持续 1 个月以上反复不见好转，这可能是孩子患了过敏性咳嗽。孩子有过敏症状不仅仅会影响皮肤和消化道，还会影响呼吸道。呼吸道的过敏表现，表面上与上呼吸道感染相似。所以，对反复出现上呼吸道症状的儿童，别忘了考虑呼吸道过敏。

180. 哮喘儿童扁桃体腺样体切除后是否可以减轻症状

50 年来，耳鼻喉科医师与过敏科医师一直在争论腺样体切除或扁桃体腺样体切除术对儿童哮喘的影响。美国最新研究表明哮喘儿童在腺样体扁桃体切除后哮喘症状明显改善，但也有人认为症状严重需要进行切除术的哮喘儿童同样也面临哮喘和特应性疾病增加的风险。

181. 雾化吸入可使用的药物种类有哪些

雾化吸入是利用机械原理将药物变成雾状，通过呼吸进行呼吸道局部治疗的方法。在治疗孩子咳嗽、哮喘等呼吸道问题时，效果非常明显。常用的有生理盐水，可清洁呼吸道，预防病菌感染；激素如布地奈德，对于过敏性哮喘、喉炎有很好的抗过敏作用；支气管扩张剂，如沙丁胺醇能缓解哮喘引起的呼吸困难。

182. 什么是过敏性紫癜

过敏性紫癜是一种较常见的微血管变态反应性出血性疾病。过敏性紫癜是由于机体对某些致敏物质发生过敏反应，从而导致毛细血管变脆以及通透性发生改变，使得血液渗入皮下和黏膜浆膜下面，出现皮肤紫癜、黏膜及某些器官出血，并可同时出现皮肤水肿、荨麻疹等其他过敏表现。

183. 什么是小儿过敏性胃肠炎

小儿过敏性胃肠炎，实际上就是由于孩子进食了某种致敏食物或食品添加剂等引起的食物过敏反应或消化系统过敏反应，是 IgE 介导和非 IgE 介导的免疫反应，导致消化系统或全身性的过敏反应。

常见并发症：①过敏性休克甚至猝死；②心律失常、头痛眩晕；③过敏性紫癜；④血管神经性水肿和各种皮疹、湿疹；⑤鼻炎、结膜炎、支气管哮喘等。

184. 医生如何诊断小儿过敏性胃肠炎

小儿过敏性胃肠炎具有多样性和非特异性，医生会根据孩子的详细病史、皮肤试验结合临床症状判定。首先要将孩子因为食物过敏引起的症状与非过敏性反应所引起的消化道和全身性疾病相区别，如各种原因引起的消化不良、细菌性胃肠炎等。其次，进行相应部位的针对性检查，必要时可采取 B 超等检查手段。若确定为食物诱发的过敏症状，应排除可疑食物 1 ~ 2 周，严重时应排除可疑食物 12 周以上。

185. 如何治疗过敏性胃肠炎

（1）避开过敏原：①避免接触过敏原是最有效的防治手段。一旦确定，应严格避免进食。②"避"应有的放矢，如鸡蛋，应避食蛋清，可食蛋黄部分。此外，烹调或加热会使大多数食物的致敏性消失。

（2）药物抗过敏：①听取医生建议，合理用药。②必要的时候，不要排斥使用激素类药物。

186. 为什么父母需要关注过敏儿童的情绪和行为

研究表明过敏的儿童容易出现一些情绪和行为上的异常，例如抑郁或焦虑，其中一个可能原因是患有过敏症的患儿倾向于将问题留给自己，将疾病"内在化"。当发生过敏性疾病时，体内会产生一种炎性蛋白，该细胞因子可以影响到脑功能，引发悲伤、不适、注意力不集中和嗜睡增加。建议父母对于过敏的患儿应更密切关注他们的症状，并正确引导。

187. 什么是小儿过敏性肺炎

小儿过敏性肺炎是由于一些微粒过敏原经由孩子的呼吸道进入肺泡及支气管后所引起的一种过敏反应性疾病。由于导致过敏性肺炎的过敏原多为放射线菌或真菌，因此过敏性肺炎又被称为外源性变态反应性肺泡炎。

188. 什么是儿童药物过敏反应

药物的过敏反应与其他异物导致的过敏反应机制相同，是指具有过敏体质的孩子在使用某种药物后产生的类似于过敏的不良反应。药物导致的过敏反应症状与普通的过敏反应不同，常常表现为皮肤潮红、瘙痒、皮疹、心悸或呼吸困难，严重者可出现休克而危及生命。

189. 药物过敏的判断及治疗方法有哪些

临床上主要从 3 个方面来判断儿童是否有药物过敏。

药物导致的过敏反应一定有用药史。在临床治疗中抗生素类药物、磺胺类药物、镇静类药物以及部分中药都可能会引起过敏体质小儿发生过敏反应。

若在使用新药物 4 ~ 20 天内发生了皮肤发红、瘙痒、皮疹等症状，则要先考虑是否是药物过敏。

药物过敏最先表现的症状是出现皮疹，并伴随着严重的瘙痒。皮疹可分布于全身，大多数呈对称分布，且皮疹发红，有时可能还伴有黏膜损害。停用药物后，皮疹会逐渐消退。

儿童发生过敏一旦确定是药物引起的，要立即停药。症状轻微的过敏反应，如皮肤潮红、皮疹、发痒、哭闹等，可口服抗过敏药。如果出现面色苍白、呼吸不畅、出冷汗，要立即送医院治疗，注意保持呼吸通畅，清除口鼻内分泌物。

190. 儿童常用的抗过敏药物有哪些

（1）抗组胺药：是最常用的抗过敏药物，对皮肤黏膜过敏反应、蚊虫叮咬的皮肤瘙痒和水肿、荨麻疹有较好疗效。常用的有氯苯那敏、氯雷他定及西替利嗪等。

（2）钙剂：钙剂能增加毛细血管的致密度，降低通透性，从而减少渗出，减轻或缓解过敏症状。

（3）过敏反应介质阻滞剂：也称为肥大细胞稳定剂。这类药物主要有色甘酸钠、色羟丙钠等，主要用于治疗过敏性鼻炎、支气管哮喘以及过敏性皮炎等。

（4）免疫抑制剂：对各型过敏反应均有效，但主要用于治疗顽固性外源性过敏反应性疾病、自身免疫病等，主要有地塞米松、泼尼松以及环磷酰胺等。

（5）其他抗过敏药物：有白三烯受体拮抗剂，如孟鲁司特等。还有维生素 C，当人体接触致敏物质时，维生素 C 可以发挥抗组胺作用，从而减轻或避免过敏反应。

第六篇

/

食物过敏

191. 什么是食物过敏

食物过敏是指暴露于特定食物时可重复发生的特定免疫应答引起的不利健康效应。食物过敏原是指食物中的食物组成或特定成分，通常水果和蔬菜在生吃时会导致过敏反应，然而大多数食物过敏原在煮熟或在胃肠中消化后仍然会引起反应。

192. 什么是红肉过敏

肉类是优质蛋白的主要来源之一，日常进食的肉类分为红肉和白肉，红肉主要是指未烹调时呈红色的哺乳动物肉类，如猪肉、牛肉、羊肉等家畜，在特定地区也包括袋鼠、海豹、鲸等野生哺乳动物肉。红肉过敏患者大多在进食 3 ~ 6 小时起病，突发出现全身风团、红斑、剧痒，腹痛、呼吸困难等。红肉过敏患者在野外活动时应采取防护措施，尽量避免在树林草丛等地久留，避免蜱虫叮咬。确诊红肉过敏患者要严格限制红肉、内脏等食物。建议备用肾上腺素笔。

193. 什么是芝麻过敏

芝麻作为一种食物过敏原，过敏的患者虽然不及牛奶、鸡蛋过敏的多，但却可以引起严重的过敏性休克，甚至死亡。芝麻过敏一般是终生的，但随着年龄的增长而好转。芝麻过敏的症状除过敏性休克外，较轻的症状通常是面红、荨麻疹、眼睑红肿、瘙痒（嘴唇、舌、面部、眼睛、全身）、皮炎、鼻炎、哮喘、胃肠不适等。和其他食物过敏一样，临床症状是重要的诊断标准，但是 2/3 以上的芝麻过敏患者也对其他食物过敏，临床上需要排除其他食物过敏。对芝麻过敏患者的管理主要是避免接触，但若食物外包装上没有明确是否有芝麻，还需详细了解。也建议患者常备肾上腺素笔。

194. 什么是食品过敏原标识

欧盟从 2000 年就规定了食品中过敏原标签内容，包括含有麸子的谷物及其制品（如小麦、黑麦、大麦等），甲壳纲及其制品，鸡蛋及其制品，鱼及其制品，花生及其制品等。美国 2004 年《食品过敏原标识和消费者保护法案》中规定的过敏原是牛奶、蛋、鱼类、甲壳贝类、坚果类、小麦、花生、大豆。我国自 2013 年开始实行食品标注过敏原，虽然食品过敏原只影响一小部分人群，但对这类特定人群所产生的潜在威胁是不容忽视的。

195. 什么是荞麦过敏

荞麦在我国分布极广，且用途广泛，其种子可食用，谷壳可作为枕芯的填充物。荞麦过敏症多发于儿童，其发病机制以 I 型变态反应为主。临床表现多样，若累及呼吸道，可引起打喷嚏，流鼻涕、鼻痒、鼻塞、眼痒、咳嗽、喘憋、胸闷、气短、呼吸困难等；累及胃肠道，可引起腹痛、腹泻、恶心、呕吐等；累及皮肤，可引起风团、皮肤充血、水肿、斑丘疹等；若累及循环系统，可引起头晕、晕厥、血压下降等。荞麦过敏症状患者可通过吸入、进食、皮肤接触三种途径诱发，进食荞麦后半小时内出现症状。荞麦过敏诊断同其他食物过敏，建议明确诊断的患者避免食用，严重者备用肾上腺素笔。

196. 食物过敏后如何合理规避饮食

（1）记食物日记：仔细记录引起症状的可疑食物，发生症状的时间和类型，当时使用了哪些药物使症状改善。

（2）正确理解过敏原检测结果：如果病史与 IgE 介导的过敏一致，那么检测通常是有效的。但很多情况下，病史与非 IgE 介导的症状或食物不耐受更加一致，皮肤点刺或特异性 IgE 检测没有帮助或是检查结果呈阴性。

需要明确的是食物过敏阳性检测结果本身并不能诊断食物过敏，这些检测最适宜帮助确认由 IgE 介导的食物过敏的可疑病史。最终确定是这些过敏原检查的结果和实际摄入该食物后导致发生过敏的事实。过度的食物规避可能会导致焦虑和日常生活的不便，甚至导致营养不良。

附件 10 食物过敏初筛问卷

1.您进食后是否出现痒疹、嘴唇水肿、哮喘、呼吸困难、呕吐、腹泻、腹痛的症状

□否 □是

如您选择"是",首次出现上述症状的年龄是 ___ 岁。

2.最近 12 个月,您进食以后是否出现痒疹、嘴唇水肿、哮喘、呼吸困难、呕吐、腹泻、腹痛的症状

□否 □是

如您题 1、2 均选择"是",需回答《食物过敏专业问卷》(附件 11)。

附件11　食物过敏专业问卷

1.您对下列何种食物过敏，是否曾因食物过敏而避免进食该食物，进食该过敏食物的频率如何，请在下表中相应方框中划"√"进行选择。

过敏食物	您是否曾因为进食以下食物而过敏	您是否因食物过敏而避免该食物	您多长时间进食该过敏食物一次（在供应季节内，只选一项）				
			差不多每天	差不多每星期	差不多每个月	少于每个月	从来不吃
牛奶	☐	☐	☐	☐	☐	☐	☐
鸡蛋	☐	☐	☐	☐	☐	☐	☐
虾/龙虾	☐	☐	☐	☐	☐	☐	☐
其他带壳类海产品	☐	☐	☐	☐	☐	☐	☐
海鱼	☐	☐	☐	☐	☐	☐	☐
淡水鱼	☐	☐	☐	☐	☐	☐	☐
花生	☐	☐	☐	☐	☐	☐	☐
腰果	☐	☐	☐	☐	☐	☐	☐
开心果	☐	☐	☐	☐	☐	☐	☐
榛子	☐	☐	☐	☐	☐	☐	☐
杏仁	☐	☐	☐	☐	☐	☐	☐
核桃	☐	☐	☐	☐	☐	☐	☐
纯巧克力	☐	☐	☐	☐	☐	☐	☐
桃	☐	☐	☐	☐	☐	☐	☐
苹果	☐	☐	☐	☐	☐	☐	☐
猕猴桃	☐	☐	☐	☐	☐	☐	☐
香蕉	☐	☐	☐	☐	☐	☐	☐
西瓜	☐	☐	☐	☐	☐	☐	☐
草莓	☐	☐	☐	☐	☐	☐	☐
橙（橘子）	☐	☐	☐	☐	☐	☐	☐
芒果	☐	☐	☐	☐	☐	☐	☐
梨	☐	☐	☐	☐	☐	☐	☐
杏	☐	☐	☐	☐	☐	☐	☐
西红柿	☐	☐	☐	☐	☐	☐	☐
芹菜	☐	☐	☐	☐	☐	☐	☐

续表

过敏食物	您是否曾因为进食以下食物而过敏	您是否因食物过敏而避免该食物	您多长时间进食该过敏食物一次（在供应季节内，只选一项）				
			差不多每天	差不多每星期	差不多每个月	少于每个月	从来不吃
胡萝卜	☐	☐	☐	☐	☐	☐	☐
黄豆	☐	☐	☐	☐	☐	☐	☐
芝麻	☐	☐	☐	☐	☐	☐	☐
蘑菇	☐	☐	☐	☐	☐	☐	☐
扁豆	☐	☐	☐	☐	☐	☐	☐
小麦	☐	☐	☐	☐	☐	☐	☐
荞麦	☐	☐	☐	☐	☐	☐	☐
粟米(玉米)	☐	☐	☐	☐	☐	☐	☐
大米	☐	☐	☐	☐	☐	☐	☐
牛肉	☐	☐	☐	☐	☐	☐	☐
羊肉	☐	☐	☐	☐	☐	☐	☐
鸡肉	☐	☐	☐	☐	☐	☐	☐
猪肉	☐	☐	☐	☐	☐	☐	☐
芥末	☐	☐	☐	☐	☐	☐	☐
花椒	☐	☐	☐	☐	☐	☐	☐
孜然	☐	☐	☐	☐	☐	☐	☐
胡椒	☐	☐	☐	☐	☐	☐	☐
辣椒	☐	☐	☐	☐	☐	☐	☐
其他	☐	☐	☐	☐	☐	☐	☐

2. 您对第1题所提及的哪种食物过敏反应最严重，其食物名称为__。

3. 进食这种食物后首次出现过敏是在__年前，当时的年龄为__岁。

4. 进食这种食物后最近一次出现过敏是在__年前，当时的年龄为__岁。

5. 进食这种食物后出现过敏反应有多少次

  ☐1次　☐2~4次　☐多于4次

6. 您进食过敏食物后出现过敏症状的间隔时间是__分钟/__小时/__天。

7. 这种过敏反应会持续多久

  7.1 如果不治疗：__分钟 / __小时 / __天。

  7.2 如果治疗：__分钟 / __小时 / __天。

8. 您的食物过敏反应是否存在季节性或常年犯季节性加重

□否 □是

如选择"是"，请选择季节：

□春 □夏 □秋 □冬

9. 您对几种食物过敏

□1种 □2种 □3种 □3种以上

10. 当您不吃上述过敏食物时，是否还会出现上述过敏反应症状

□否 □是

11. 您是否曾有偏头痛

□否 □是

12. 您是否曾患有炎症性肠病（Crohn's病、溃疡性结肠炎）

□否 □是

13. 您是否曾患有肠易激综合征

□否 □是

14. 您被首次诊断为食物过敏的时间是

□1～2年 □2～3岁 □4～6岁 □7～10岁

□11～14岁 □15～20岁 □21～30岁 □31～40岁

□41～50岁 □51～60岁 □61岁以后

15. 您出现食物过敏耐受的时间（从出现过敏到不再过敏的一段时间）是

□1～2年 □3～5年 □6～10年 □10年以上

□仍持续 □其他

16. 除了吃的方式，您是否会经过触摸方式发生食物过敏

□否 □是

如选择"是"，请写出食物名称__。

17. 除了吃的方式，您闻到食物的气味会发生食物过敏吗

　　□否　□是

　　如选择"是"，请写出食物名称__。

18. 您发生食物过敏时，是否曾出现过下列症状

18.1 口部、嘴唇或咽喉有瘙痒、刺痛或肿胀	□否	□是
18.2 皮肤有皮疹、瘙痒	□否	□是
18.3 腹泻、呕吐或腹痛（食物中毒除外）	□否	□是
18.4 流鼻涕或鼻塞	□否	□是
18.5 眼部发红、痒、痛或流眼泪	□否	□是
18.6 吞咽困难或失语	□否	□是
18.7 呼吸困难	□否	□是
18.8 关节僵硬	□否	□是
18.9 昏倒或休克	□否	□是
18.10 头痛	□否	□是
18.11 阴道出血	□否	□是
18.12 其他	□否	□是

19. 请您在下表中选择食物过敏种类与题 18 中相应的过敏症状

过敏食物	您是否曾因为进食以下食物而过敏	您是否因食物过敏而避免该食物	您多长时间进食该过敏食物一次（在供应季节内，只选一项）				
			差不多每天	差不多每星期	差不多每个月	少于每个月	从来不吃
牛奶	□	□	□	□	□	□	□
鸡蛋	□	□	□	□	□	□	□
虾/龙虾	□	□	□	□	□	□	□
其他带壳类海产品	□	□	□	□	□	□	□
海鱼	□	□	□	□	□	□	□
淡水鱼	□	□	□	□	□	□	□
花生	□	□	□	□	□	□	□

续表

过敏食物	您是否曾因为进食以下食物而过敏	您是否因食物过敏而避免该食物	您多长时间进食该过敏食物一次（在供应季节内，只选一项）				
			差不多每天	差不多每星期	差不多每个月	少于每个月	从来不吃
腰果	☐	☐	☐	☐	☐	☐	☐
开心果	☐	☐	☐	☐	☐	☐	☐
榛子	☐	☐	☐	☐	☐	☐	☐
杏仁	☐	☐	☐	☐	☐	☐	☐
核桃	☐	☐	☐	☐	☐	☐	☐
纯巧克力	☐	☐	☐	☐	☐	☐	☐
桃	☐	☐	☐	☐	☐	☐	☐
苹果	☐	☐	☐	☐	☐	☐	☐
猕猴桃	☐	☐	☐	☐	☐	☐	☐
香蕉	☐	☐	☐	☐	☐	☐	☐
西瓜	☐	☐	☐	☐	☐	☐	☐
草莓	☐	☐	☐	☐	☐	☐	☐
橙（橘子）	☐	☐	☐	☐	☐	☐	☐
芒果	☐	☐	☐	☐	☐	☐	☐
梨	☐	☐	☐	☐	☐	☐	☐
杏	☐	☐	☐	☐	☐	☐	☐
西红柿	☐	☐	☐	☐	☐	☐	☐
芹菜	☐	☐	☐	☐	☐	☐	☐
胡萝卜	☐	☐	☐	☐	☐	☐	☐
黄豆	☐	☐	☐	☐	☐	☐	☐
芝麻	☐	☐	☐	☐	☐	☐	☐
蘑菇	☐	☐	☐	☐	☐	☐	☐
扁豆	☐	☐	☐	☐	☐	☐	☐
小麦	☐	☐	☐	☐	☐	☐	☐
荞麦	☐	☐	☐	☐	☐	☐	☐
粟米(玉米)	☐	☐	☐	☐	☐	☐	☐
大米	☐	☐	☐	☐	☐	☐	☐
牛肉	☐	☐	☐	☐	☐	☐	☐
羊肉	☐	☐	☐	☐	☐	☐	☐
鸡肉	☐	☐	☐	☐	☐	☐	☐
猪肉	☐	☐	☐	☐	☐	☐	☐

续表

过敏食物	您是否曾因为进食以下食物而过敏	您是否因食物过敏而避免该食物	您多长时间进食该过敏食物一次（在供应季节内，只选一项）				
			差不多每天	差不多每星期	差不多每个月	少于每个月	从来不吃
芥末	☐	☐	☐	☐	☐	☐	☐
花椒	☐	☐	☐	☐	☐	☐	☐
孜然	☐	☐	☐	☐	☐	☐	☐
胡椒	☐	☐	☐	☐	☐	☐	☐
辣椒	☐	☐	☐	☐	☐	☐	☐
其他	☐	☐	☐	☐	☐	☐	☐

20.您以往是否曾被医生诊断为食物过敏

☐否 ☐是，如果选择"是"，当时医生诊断食物过敏的依据是哪些

☐病史、症状、体征 ☐生物共振方法 ☐食物 sIgE 检测

☐食物 sIgG 检测（食物不耐受） ☐皮肤试验

☐食物激发试验

21.您是否因为食物过敏去看过急诊

☐否 ☐是

如果选择"是"，请选择去看过急诊的次数

☐1次 ☐2次 ☐3次 ☐大于3次

22.当您发生食物过敏时，除了食物以外是否还与其他因素有关

☐否 ☐是

如选择"是"，请选择有关因素：

☐饮酒 ☐活动或运动后 ☐疲劳 ☐情绪 ☐季节

23.您是否因为食物过敏而影响正常的生活（工作、学习、睡眠）

☐否 ☐是

第七篇

/ 过敏性疾病的护理

197. 小儿过敏性哮喘应如何护理

（1）建立儿童发病病案：要为孩子建立一份病案，通过细致观察，详细记录每次哮喘发作的时间、地点、轻重程度和发病当天的天气变化、周围环境等，注意孩子当时的情绪，有无接触化学物品，有无疲劳或剧烈活动，以及其他特殊事件，从而逐步积累经验，以便找出与过敏性哮喘发作有关的因素，采取措施加以避免。

（2）创造良好的生活环境：室内要清洁、通风，温度适宜，保持在 20 ~ 24℃，湿度保持在 50% ~ 60%，消除螨滋生，严禁吸烟，尽量不用皮毛、丝绵、羽绒等制成被褥，家里不要养小动物，在花粉飞扬的季节，要戴口罩，减少室外活动，不要在孩子面前拍打灰尘等，尽可能避免接触过敏原。

（3）养成良好的生活习惯：牛奶、鸡蛋、鱼、虾、螃蟹等食物容易引起小儿过敏性哮喘，一旦发现某种食物能引起过敏性哮喘，就要立即停止食用，其他易引起过敏反应的食品还有大豆、葱、韭菜等，也要少吃或不吃。但高蛋白食物长期禁食不利于儿童的生长发育，由于大多数食物的过敏都可在两三年后逐渐消失，所以发现儿童对某种食品过敏时，停食 6 ~ 12 个月后，还可以试着再次进食，如不过敏就不必禁食了。要养成按时睡觉、吃饭、排便的习惯。不嗜食过甜、过咸的食物。身穿宽松纯棉织品衣物，避免穿化学纤维或染有深色染料的衣服以及皮毛衣服。

（4）合理饮食：哮喘发作期，水分的需要量增加，要注意补充，以免水分不足，痰液黏稠，不易咳出，阻塞呼吸道而加重哮喘。哮喘患者的忌食要根据各人的特点而定。婴幼儿应对异性蛋白加以警惕，除了忌食肯定会引起过敏或哮喘的食物外，应避免对其他食物忌口，以免失去应有的营养平衡。应少吃胀气或难消化的食物，如豆类、芋头、红薯等，避免腹胀压迫胸腔而加重呼吸困难。

（5）加强日常体育锻炼：加强锻炼对患儿的康复来讲，可以说是一举两得，既可以促进机体的新陈代谢改善呼吸功能，从而提高机体对温度和外界环境变化的适应能力，促进身体恢复健康，还可以增加食欲，改善心情，增强对其他疾病的抵抗力。运动项目的选择可根据个人爱好确定，不论选择哪一种运动，关键要做到持之以恒。

198. 小儿过敏性鼻炎应如何护理

（1）避免接触过敏原：家长们在带宝宝外出时，要尽量让宝宝少接触或不接触花粉、动物皮毛、烟草烟雾。

（2）保证室内干燥清洁：湿度在 40% ~ 50% 左右，建议使用有滤网的空气净化器；维持室内清洁，可以防止蟑螂或螨虫带来的感染，定期对床垫、被褥、窗帘、地毯、毛绒玩具等布艺用品进行清理。

（3）祛除霉变：霉变滋生的霉菌会让患有过敏性鼻炎的宝宝异常敏感，要注意房间和阳台上最好不要种植需要经常浇水的喜阴类植物，潮湿的土壤里可能隐藏着大量的霉菌；如果衣物、地毯、旧报纸、食物等发生霉变要尽早扔掉，或者酌情处理，去除霉菌，并注意保持干燥，做好防潮工作，防止霉变。

（4）清理鼻腔：患有过敏性鼻炎的儿童"后鼻腔"内有大量的黏鼻涕，这种黏鼻涕是导致儿童咽炎、扁桃体炎、咳嗽、哮喘的重要原因，普通的抗菌药物往往对其治疗作用不理想。家长们帮助宝宝冲洗"后鼻腔"，能取得清除致病源的良好效果。

（5）多喝水：患有过敏性鼻炎的宝宝往往比较烦躁，鼻塞严重而张嘴呼吸导致嘴干，所以家长们要监督宝宝多喝水。

（6）加强锻炼：家长们可以让宝宝多锻炼身体，加强体质，增强抵抗力，可以有效预防过敏性鼻炎的发生。

（7）冷水洗脸：家长们可以从夏天开始用冷水为宝宝洗脸，使宝宝的皮肤经常受刺激，增加局部血液循环，以保持鼻腔呼吸道通畅。

（8）做鼻保健操：家长们可以为宝宝做鼻保健操，具体做法是：用两个拇指的侧边，在鼻梁两侧作上下交替摩擦皮肤的动作，每次擦至局部皮肤有温热感觉为止，每日早晚各一次。

（9）日常饮食：含有大量异体蛋白、有可能引起过敏的食物，如海鱼、海虾、鸡蛋等，爸爸妈妈们要暂时从宝宝的食谱中去除，还要尽量避免给宝宝食用过于油腻的食物，少喝含糖饮料。

199. 小儿湿疹应如何护理

（1）湿疹宝宝生活的环境要注意温湿度，温度夏季保持在 26℃ 左右，冬季应保持在 22 ~ 24℃ 之间，湿度保持在 50% ~ 60% 之间。

（2）头皮和眉毛等部位湿疹结痂，会伴有瘙痒感，要防止宝宝抓伤皮肤，以免引起感染，可涂消过毒的食用油，第二天再轻轻擦洗。要注意穿一些宽松、纯棉的衣物，避免化纤类衣物，以免刺激诱发湿疹。

（3）避免接触刺激性物质。湿疹处皮肤会出现脱皮、结痂现象，不要用手抠，让它自然掉落；不要用碱性的肥皂或者沐浴露洗皮肤，不用香水，不用过烫热水洗患处，洗澡次数不宜过多；保持皮肤清洁，避免感染。

（4）尽量查找和避免接触过敏原。首先观察孩子是不是食物过敏，特别是牛奶、母乳或者鸡蛋等动物蛋白；观察母乳喂养时母亲吃鱼、虾、蟹等动物食品后婴儿湿疹会不会加重。

（5）发病时要及时前往医院就诊，给予对应的治疗。

200. 过敏性鼻炎应如何护理

（1）养成良好生活习惯，戒烟及避免吸二手烟，并尽量避免出入空气污浊的地方。

（2）可以经常进行温冷交替浴、足浴，增强家庭保健意识。

（3）采用正确的擦鼻方法：在双侧鼻腔开放的情况下（或用食指在鼻翼按住一侧前鼻孔，从对侧前鼻孔）轻轻向外吹气，使鼻腔内的分泌物随之而出。忌捏住双侧前鼻孔用力擤涕。

（4）不宜过多使用血管收缩性滴鼻剂。

（5）可以多吃些抗过敏食物。比如蜂蜜，经常饮用蜂蜜能改善人体内环境状态，调节机体免疫力。每天喝点酸奶，在一定程度上可以缓解花粉过敏症；还可多食卷心菜、花椰菜、橙子、山楂以及柠檬等富含维生素 C 的食物，或服用维生素 C 补充剂。同时还可以多吃些红枣、胡萝卜、金针菇、洋葱、大蒜等食物，它们都含有大量抗炎、抗过敏物质，能够有效预防花粉过敏症。

（6）改善体质。饮食和营养对体质的影响是很明显的，加强锻炼、改善营养可以有效增强体质，使机体更加健康。

（7）对于季节性发病或症状加重者，如有感觉要发病，就要尽早就诊，这样就会及时用药物予以干预，阻止病情加重和减少并发症的发生。

201. 过敏性结膜炎应如何护理

（1）切断过敏原：一旦知道因为什么过敏后，就应该马上避免再接触，停止过敏物的刺激，如平时少去公共场所（游泳池、大型超市等），对花粉过敏的人尽量不要去花草树木多的地方。然而大多数过敏性结膜炎并不一定能查出确切的过敏原，或是过敏原种类复杂，不易查出。这时首要措施就是改善生活环境，特别是空气品质或居处温度，以减轻过敏原的影响。

（2）眼部冷敷：眼部冰敷（或冷敷）可降低眼睛局部温度，减缓过敏细胞活性，减少过敏化学物质释放来减缓过敏症状。但是不能使用冷水或冰水（生理盐水也不可以）直接冲洗眼睛并降低眼睛局部温度，因为这样不仅可能造成过敏症状加剧，甚至可能造成感染发生。

（3）改变个人卫生习惯：不要和其他人共用日常生活用品（毛巾、浴池以及脸盆等），用过的毛巾、手帕要用开水煮 5 ~ 10 分钟，要专人专用；勤洗手，保持个人卫生，不用手揉眼睛等，以防发展为细菌、病毒性结膜炎；保持良好的生活习惯，不熬夜，按时吃药。

（4）避光避热：患者一定要避免光和热的不良刺激，也不要长时间看书或看电视，在户外活动可戴太阳镜或遮阳帽，避免阳光、风、尘等的直接刺激。

（5）合理饮食：宜清淡饮食，不要吃太刺激的食物，如辣椒、咖啡、胡椒粉等，平时忌饮酒，减少酒精对身体的伤害，同时注意多喝水。

202. 对敏感性皮肤应如何养护

（1）莫去角质：角质薄和角质损伤是造成敏感的主要原因，因而保养的首要原则就是维护角质不受伤害。清洁时注意不可过度，不要选用皂性洗剂，因其所含的界面活性剂是分解角质的高手，最好使用乳剂或非皂性的肥皂，可以调节酸碱度以适合我们的肌肤。对磨砂膏、去死皮膏等产品更应该敬而远之。

（2）加强防护：敏感性皮肤的表皮层较薄，缺乏对紫外线的防御能力，容易老化，因此，应该注意防晒品的使用，防晒品的成分也是易造成刺激敏感的因素之一，因此最好不要将防晒品直接涂在皮肤上，在擦上基础保养品之后，再涂上一层防晒品会比较好。

（3）充分保湿：敏感性皮肤浅薄的角质层常常不能够保持住足够的水分，无论是在夏天的冷气房中或是在冬天干燥的气候中，具有这种肤质的人，会比一般人更敏锐地感觉到皮肤缺水、干燥，因而日常保养中加强保湿非常重要。除使用含保湿成分的化妆水、护肤品外，还应定期做保湿面膜。季节更替时，也需要留心更换不适用的保养品。

（4）滋养减半：敏感性皮肤应减少使用高浓度、高效果的滋养品。在使用保养品（尤其是精华液之类高浓度的化妆品）时，应先将其稀释一半后再使用才较为妥当。另外，敏感性皮肤不适合使用疗效性太强的产品，使用不给皮肤增加负担的非疗效型产品，才是使皮肤恢复健康的良方。

（5）减少刺激：不过度受风吹、日晒，不吃刺激性食物，停止当前一切保养品、清洁品的使用，让肌肤只接触清水等。每天只用温水清洁皮肤，持续1周时间，然后再使用低敏系列的产品，在减低伤害后，皮肤运用本来的自愈能力，说不定会自行恢复健康。

203. 过敏性疾病患者该如何锻炼身体

患者应该根据自己的身体情况，进行适宜的锻炼，增强免疫功能，例如，对寒冷过敏或寒冷诱发过敏发作者可行耐寒锻炼，在症状缓解期，从温暖的季节开始，可以循序渐进地、有计划地接触凉水，逐渐使水温下降，直到冬行冷水浴，但运动强度必须控制在运动时最高心率为"170－年龄"的水平，而且主观感觉无任何不适，如稍有不适应立即停止运动。

204. 小儿日光性皮炎应如何护理

（1）局部红斑明显水肿者，可以用冰牛奶湿敷，能起到明显的缓解作用，湿敷次数以孩子能接受为佳，直至急性红肿消褪，也可用冰块和冰水敷在皮疹处。

（2）对暴露部位的红斑、红疹，可以外擦炉甘石洗剂，后期可外用有明显减轻局部红、肿、热、痛作用的霜剂。

（3）如红肿消退后有脱屑时应避免衣物摩擦，可在医生指导下使用外用膏剂涂抹。

（4）如果有水疱或破溃出水的皮损，应及时到医院就诊。

205. 特应性皮炎该如何护理

特应性皮炎主要表现为湿疹。皮肤发红，出现丘疹，可有渗出及痂皮覆盖，或皮肤粗糙、脱屑，自觉瘙痒。婴儿期好发于头部、面部、肢体伸侧及耳郭处，表现为剧烈瘙痒、皲裂、渗液和结痂，2岁时80%的婴儿期特应性皮炎可痊愈。

（1）正确沐浴：温水快速淋浴，每次 5 ～ 10 分钟，可以使用低敏、无刺激的洁肤用品。干燥性皮肤宜减少沐浴次数，尽量不用清洁用品。沐浴结束后即刻外用保湿剂滋润皮肤。

（2）外用润肤保湿剂：外用润肤剂是特应性皮炎的基础治疗，在沐浴后用毛巾把水蘸干，然后立即使用润肤剂；不沐浴也要使用润肤剂，保持皮肤湿润。避免使用含有花生、燕麦等蛋白质过敏原及半抗原的润肤剂。

（3）避免诱发和加重因素：尽量避免一切可能的刺激，尽量穿棉制品衣服，以舒适宽松为宜；避免用力搔抓和摩擦；洗浴时注意将水温控制在 28 ～ 32℃，勿过度使用肥皂；保持室内环境清洁，减少尘螨、动物毛、花粉、真菌等过敏原；注意观察对所进食物的反应，避免进食致敏食物。

206. 对特应性皮炎患儿该如何进行家庭护理

（1）一般护理：环境应保持清洁干净、通风透气。

（2）皮肤清洁：由于患者长期搔抓所致皮肤屏障功能受损，慢性炎症及长期外擦皮质激素治疗引起局部皮肤易感性，使得患者皮损处微环境有利于细菌及真菌定植生长。指导患者用 36 ～ 38℃温水浴清洁皮肤，浸泡 5 ～ 10 分钟，夏天沐浴每天 1 ～ 2 次，冬天以每天 1 次为宜。在急性期，每日用温水沐浴 1 ～ 2 次，慢性期可每日沐浴 1 次。

（3）饮食：合理的营养是增进皮肤健康的物质基础。注意观察对进食食物的反应，避免食入致敏食物。

（4）心理调节：以消除患儿及家属的不安和疑虑，改善患儿及其家属的抑郁、焦虑情绪，打破患儿家属与患儿焦虑、抑制情绪的互相影响。

（5）外擦润肤剂：使用皮肤润肤剂可以止痒保湿，纠正皮肤干燥，保护皮肤屏障功能，不论是在急性期还是在缓解期，是治疗 AD 的关键措施。

（6）外用糖皮质激素药膏：应在医生指导下用药，用药期间应密切观察皮损变化，一旦出现毛囊炎、皮肤萎缩或毛细血管扩张迹象应立即就诊。每日不要超过 2 次，儿童需要间断应用，眼眶周长期应用糖皮质激素时可能导致眼压增高及青光眼，故禁止使用。面部、颈部、腋下和腹股沟等皮肤薄嫩处应使用弱效糖皮质类固醇激素制剂，当皮损有所缓解后，改用低一级强度激素软膏并逐渐过渡到应用润肤剂，以减少激素的副作用，并使其临床症状控制在持续缓解状态，但应防止停药过快致病情反复。

207. 过敏性皮疹该如何护理

（1）注意个人卫生：注意自身卫生，避免细菌和病毒的滋生，避免长期生活在环境污染严重的环境。

（2）避免从事化学行业的工作，加强皮肤的防护，注重防晒，防止皮肤被紫外线晒伤，冬天注重保暖，防止皮肤被寒风侵袭。

（3）一旦出现过敏性皮疹，可以通过口服药品的形式治疗，口服药物主要是以扑尔敏、息斯敏等抗过敏的药物为主，在服用抗过敏药物的过程中，请立即就医，并遵医嘱用药。

（4）过敏性皮疹也可以外用药物治疗，具体要根据医嘱执行，同时明确生活当中的注意事项，避免一些引发过敏性疾病的诱因。

208. 婴幼儿湿疹该如何护理

（1）注意喂养，吃一些容易消化的食物。在补充蛋白质的时候最好不要选择海鲜类食物，以免引起过敏。

（2）注意保护皮肤，每3～4天或者1～2天进行皮肤清洁，可以每天早晚两次外用润肤霜，进行修复皮肤屏障，降低过敏的可能性，避免尘螨过敏。

（3）洗澡水不可过热，洗澡频率不要过高，肥皂浴液这一类的刺激性产品尽量少用，皮肤如果实在比较干燥，可以薄薄地抹一层橄榄油，缓解一下皮肤的干燥。

209. 支气管哮喘该如何护理

（1）避免诱发因素：居室内禁止放花草、地毯，养动物。

（2）避免摄入易引起过敏的食物：鱼类、虾蟹、蛋类、牛奶等。

（3）避免精神刺激和剧烈运动。

（4）避免过度换气动作。

（5）避免接触过敏性气体。

（6）避免受凉及冷空气刺激，谨防感冒，不宜暴饮暴食，忌辛辣刺激食物。

210. 过敏性紫癜该如何护理

（1）休息与活动：房间保持空气新鲜，定时开窗通风，避免劳累，适当卧床休息。

（2）饮食护理：少盐饮食，不要吃生姜、葱、蒜、辣椒等刺激性食品，肉类、海鲜、鸡蛋、牛奶等食物最好少吃。

（3）皮肤护理：①保持皮肤清洁，防止擦伤和抓伤，防止出血和感染。②穿纯棉、宽松、柔软衣物，保持清洁和干燥。③避免接触各种致敏原。

（4）关节肿痛的护理：观察有无肿胀，疼痛时卧床休息，避免过多运动。

（5）给孩子洗澡时水温不能过高，洗澡要使用纯植物的产品，避免皮肤接触含有化学成分的产品，一定要把沐浴露冲净，不能在身上残留，涂抹护肤品要避开患处。

211. 接触性皮炎应如何护理

（1）饮食方面：以清淡易消化饮食为主，保证新鲜蔬菜、水果的摄入，忌食辛辣刺激、茶、酒、咖啡等易兴奋食品。

（2）注意休息，保持环境清洁、安静，空气新鲜。

（3）避免外界刺激，不要抓挠皮损处，皮炎处红肿或有破损时应及时就医。

（4）注重发病规律，不要接触已确认过敏原。

212. 常见荨麻疹应如何护理

（1）注意寻找过敏原，如发现对某种食物或药物过敏时，应立即停用。

（2）患者应卧床休息，宜食清淡、富含维生素的食物，并禁食辛辣刺激性食物及鱼、虾等水产品。

（3）鼓励患者多饮水，注意保暖，保持大便通畅。床单被褥要清洁，保持室内安静。

（4）禁止用手抓挠局部，使病情加重。

（5）及时使用抗过敏药物或在局部涂抹药膏。

213. 过敏性皮炎应如何护理

（1）饮食：注意营养的均衡，可多吃一些牛奶、淡水鱼、豆制品及新鲜蔬菜、水果，增强身体的抗病能力。少吃咸水鱼、虾、蟹等一些容易引起过敏的食物。

（2）皮肤护理：变态反应性皮肤病患者，要注意个人卫生，尽量减少在日常生活中化妆品的使用频率和使用量。如果无法避免化妆出行或带妆工作，要选择不含芳香混合物、硫酸镍、异噻唑、CL+Me、氯化钴、重铬酸钾、甲醛等容易引发过敏反应的过敏原的化妆品。同时皮肤瘙痒为本病的主要症状，所以要嘱咐患者：①避免接触花粉、羽毛、灰尘、油漆、杀虫剂；②避免用肥皂热水洗澡；③避免穿着粗、硬、厚及化纤衣裤；④忌用手搔抓及摩擦；⑤避免受凉或烈日暴晒。

（3）过分呵护及忽视皮肤过敏都是不对的。过多的产品及太繁复的护肤程序，更不是改善过敏的有效办法。但是什么也不涂抹也是不行的，不注意防晒，很可能令肌肤变得粗糙及导致不均匀色素出现。

（4）心理护理：消除患者精神紧张，保持良好的心理状态。皮肤瘙痒可影响全身，致使患者精神紧张感情冲动等可引起乙酰胆碱释放。

（5）月经周期护理：生理与病理是互相影响的，多数女性患者皮损加重或复发均在月经周期出现，这可能与患者体内激素水平变化有关。

（6）寻找过敏原：协助患者寻找、分析过敏原，常见过敏原有食物、药物、感染、物理因素、动物及植物，嘱咐患者详细观察，回忆发病前诱因，明确后记录在册，以免重复致敏。饮食宜清淡，禁止刺激性食物，房内禁摆花卉，不喷洒化学药品，少到公园玩耍，不养宠物，生活时时细心观察。

（7）健康教育：系统化的健康教育不仅可改善因知识缺乏而带来的精神和情感上的困扰，而且可以预防并发症，促进早日康复，健康教育是提高患者自护能力的最好途径。

214. 面部痤疮该如何护理

痤疮除了内外治疗，在平时生活中油性皮肤的护理和饮食调理也十分重要，应着重注意以下方面：

（1）调整消化道功能：中医认为消化道功能不好，脾胃湿热，上蒸肌肤，可以使痤疮加重。所以应该保持大便通畅，有利于湿热毒邪的排泄，养成每日大便的习惯。同时多吃粗粮和富含纤维素的食物，如芹菜、豆角、丝瓜、白菜等。如果长期便秘的话，可以每天用少量的番泻叶泡茶喝。

（2）改变饮食习惯：前面已经详细阐述过，痤疮的发生主要和皮脂分泌旺盛有很大关系，所以凡是能增加皮脂的食物都应该少吃，比如油炸食品、肥肉、奶油、甜食等。另外刺激性食物也应该尽量控制，如饮酒、葱、姜、蒜、辣椒、胡椒、香菜等。

（3）多吃水果和蔬菜：尤其是有利于减少皮脂分泌和促进痤疮愈合的水果和蔬菜更要多吃，如苹果、梨、西红柿、西瓜、黄瓜、丝瓜、冬瓜、苦瓜等，但注意像荔枝、橘子、榴莲等高糖的水果应该少吃。

（4）经常洗脸：油性皮肤者面部皮肤的油脂清理很重要，应该每天多用热水洗几次脸，可以选用硫磺香皂、硼酸香皂等抑制皮脂分泌的香皂，在鼻翼部位的皮肤应该重点清洗。

（5）避免机械挤压痤疮：尽管痤疮脂栓的排除有利于痤疮的愈合，但还是不提倡用手和器械进行机械挤压，因为挤压后很容易使脂栓挤入真皮层内造成进一步的深层炎症，同时容易留下色素沉着和瘢痕，尤其是瘢痕体质的朋友更应该注意这一点。如果实在要排除脂栓的话，建议对黑头较为明显的痤疮用专门的痤疮挤压器进行挤压，同时注意消毒以避免感染，也可以去医院进行护理。

（6）不可乱涂药物：当前有很大一部分人长了痤疮，一时心切往脸上乱抹外用药物，最后造成严重的后果。激素有很强的免疫抑制作用，所以刚开始涂抹的时候，往往可以掩盖炎症，造成痤疮减轻或痊愈的假象。但殊不知激素可以刺激皮脂腺增生，使皮脂分泌更加旺盛，同时掩盖炎症，刺激色素细胞增生，留下难以消除的色素沉着斑。

215. 老年人皮肤瘙痒症发生的原因有哪些

（1）季节因素：老年人皮肤及其附属器官皮脂腺、汗腺等萎缩，含水量下降，皮下脂肪也变薄，皮肤因而干燥无华，血液循环差，皮肤的适应能力下降，受到不良刺激时，便发生瘙痒。

（2）饮食因素：饮酒、吸烟，喝浓茶、咖啡，食虾蟹、海鲜、辛辣食物等。

（3）感染因素：如寄生虫感染，常常是局限性瘙痒，临床表现以肛门周围、外阴部瘙痒为主，如女阴瘙痒与白带过多、阴道滴虫有关。

（4）其他因素：如变态反应、神经功能障碍、糖尿病、甲状腺功能异常、胆道疾病、肾炎、肿瘤等都可引起老年人皮肤瘙痒。

216. 老年人瘙痒症的护理措施有哪些

（1）做好皮肤护理，保持皮肤完整性，预防皮肤抓破感染，尽量避免搔抓，瘙痒难忍时用指腹按摩代替抓痒，以减轻痒感。注意全身皮肤护理，除炎热的夏季外每周洗澡 1～2 次即可，水温要在 35～40℃，忌用碱性肥皂，只淋浴即可，尽量不搓擦。很多人都有一个错误的观念，就是洗澡越勤，水温越高，越有利于瘙痒症的缓解。其实洗澡越勤，水温过高或肥皂用得太多，都会使原本干燥的皮肤失去皮脂滋润而更加干涩，引起瘙痒加重，老年人平时可用保湿效果好、无香味、无颜色的护肤品进行护肤，以预防瘙痒症的发生。

（2）心理护理：鼓励患者积极参加老年人健身操或者看电视、听音乐等，转移对痒的注意力，防止精神因素加重瘙痒。

（3）根据气温、季节变化注意防寒保暖，避免物理性损伤刺激皮肤，冬季在保暖的同时要注意保持室内温度，有条件的要使用加湿器，以使皮肤保留水分，防止机械性刺激，避免毛衣类衣物直接接触皮肤。

（4）饮食方面老年人消化、吸收功能差，应以清淡平和为宜，对于各种刺激性食物、饮料、嗜好品也要妥善选择，尽量远离烟、酒、浓茶、辛辣食物，多吃牛奶、蛋类、瘦肉、豆制品及新鲜蔬菜和水果，也可适量补充维生素 C 等，还要适量喝水，以补充体内水分，不宜食虾蟹海鲜以防瘙痒症发生。

（5）保持大便通畅：便秘是瘙痒症发生的常见原因之一，也是加重瘙痒的诱因。应多食蔬菜水果，多喝水，多运动，保持大便通畅，将体内积蓄的有毒物质及时排出。

（6）用药要慎重：不适当的外用药常刺激皮肤，加剧瘙痒。可用炉甘石洗剂、止痒水及激素类软膏。可适当服用抗过敏药物，如仙特明、开瑞坦等。

（7）用黄芩煎汤冷湿敷，每天3次，每次3分钟；对症处理使用低浓度类固醇霜剂擦皮肤，应用抗组胺类药物及温和的镇静剂可减轻瘙痒，防止皮肤继发性损害；对皮肤瘙痒较严重者，用不含酒精的止痒水50mL加甘油50mL，协助患者涂擦全身皮肤以止痒，并增加皮肤的湿润度。

（8）老年人皮肤增生，一般属良性，不会恶变，但要防止不自觉抠抓抚弄等以免引起破溃感染与恶变。

（9）生活力求有规律，劳逸结合，切忌烦躁。

参考文献

[1] 梁芙蓉．宝宝不过敏烦恼少．北京：中国轻工业出版社，2017.

[2] 陈灏珠．实用内科学．北京：中国协和医科大学出版社，2017.

[3] 葛均波．内科学．北京：人民卫生出版社，2017.

[4] 刘锦铭．肺部常见疾病科普丛书．上海：同济大学出版社，2013.

[5] 赵玉沛．北京协和医院医疗诊疗常规：皮肤科诊疗常规．北京：人民卫生出版社，2012.

[6] 段凯生．临床过敏疾病学．北京：科学出版社，2011.

[7] 何韶衡．实验过敏反应学．北京：科学出版社，2010.

[8] 王明义，吴大伟．过敏性皮肤病中西医防治．北京：金盾出版社，2010.

[9] 韩德民，张罗，黄丹．我国11个城市变应性鼻炎自损患病率调查．中华耳鼻咽喉头颈外科杂志，2007，42（5）：378-384.

[10] 李明华．哮喘病学．北京：人民卫生出版社，2005.

[11]Leslie C.Grammer. Patterson's ALLergic Diseases. 北京：人民卫生出版社，2004.

[12] 朱玉钰．呼吸病学．北京：人民卫生出版社，2003.

[13] 蔡柏蔷．呼吸内科学．北京：中国协和医科大学出版社，2001.

[14] 董震，佘翠萍．变应性鼻炎免疫治疗进展．中华耳鼻咽喉头颈外科杂志，2000，35（4）：306-309.

[15] 顾之燕．呼吸道炎症反应．中华耳鼻咽喉头颈外科杂志，2001，36（5）：245-246.

[16] 顾之燕，顾瑞金．变应性鼻炎的药物疗法．中华耳鼻咽喉头颈外科杂志，2000，35（1）：73-75.

[17] 罗慰慈．现代呼吸病学．北京：人民军医出版社，1999.